Concise Guide to Pediatric Arrhythmias

小儿心律失常诊治精要

编　著　〔英〕克里斯托夫·瑞恩

主　译　韩　玲　郭继鸿

天津出版传媒集团

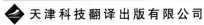

天津科技翻译出版有限公司

著作权合同登记号:图字:02-2014-34

图书在版编目(CIP)数据

小儿心律失常诊治精要/(英)瑞恩(Wren,C.)编著;韩玲等译. —天津:天津
科技翻译出版有限公司,2014.7
书名原文:Concise Guide to Pediatric Arrhythmias
ISBN 978-7-5433-3406-9

Ⅰ.①小… Ⅱ.①瑞… ②韩… Ⅲ.①小儿疾病-心律失常-诊疗
Ⅳ.①R725.4

中国版本图书馆 CIP 数据核字(2014)第 136608 号

中文简体字版权属天津科技翻译出版有限公司。

授权单位: John Wiley & Sons Limited.
出　　版: 天津科技翻译出版有限公司
出 版 人: 刘 庆
地　　址: 天津市南开区白堤路 244 号
邮政编码: 300192
电　　话: (022)87894896
传　　真: (022)87895650
网　　址: www.tsttpc.com
印　　刷: 山东临沂新华印刷物流集团有限责任公司
发　　行: 全国新华书店
版本记录: 889×1194　16 开本　13 印张　200 千字　配图 263 幅
　　　　　　2014 年 7 月第 1 版　2014 年 7 月第 1 次印刷
　　　　　　定价:68.00 元

(如发现印装问题,可与出版社调换)

译者名单

主　　译　韩　玲　郭继鸿

译者名单　（按姓氏汉语拼音顺序排序）

陈　丽	首都医科大学附属北京安贞医院
戴辰程	首都医科大学附属北京安贞医院
杜　鑫	天津医科大学总医院
段江波	北京大学人民医院
郭继鸿	北京大学人民医院
郭晓敏	北京大学医院
韩　玲	首都医科大学附属北京安贞医院
胡晓曼	圣犹达公司
霍玉峰	首都医科大学附属北京安贞医院
金　梅	首都医科大学附属北京安贞医院
金红芳	北京大学医院
孔记华	北京大学人民医院
梁　璐	首都儿科研究所
梁永梅	首都医科大学附属北京安贞医院
吕震宇	首都医科大学附属北京安贞医院
齐　欣	卫生部北京医院
邵　魏	首都医科大学附属北京儿童医院
石　琳	首都儿科研究所
万　征	天津医科大学总医院
汪　洋	北京大学国际医院
王　清	天津医科大学总医院
肖燕燕	首都医科大学附属北京安贞医院
袁　越	首都医科大学附属北京儿童医院
张　哲	北京大学国际医院
张艳敏	西北妇女儿童医院

中译本前言

又到了一本新书面世前的最后工序：撰写《小儿心律失常诊治精要》译者前言的时候了。每临此刻，涌上心头的总是"云在青天书在手"的感觉。这种感觉是一群中华儿女想为自己国家与民族的进步和强大奉献微薄之力的那种永远不息的萌动，也充满一件微薄工作完成之后心灵上的满足与宽慰。在华夏子孙的心中，献给祖国母亲的东西如此珍贵与神圣。

《小儿心律失常诊治精要》(Concise Guide to Pediatric Arrhythmias)是2013年在阿姆斯特丹举行的"欧洲心脏病大会"书展上我意外发现的一本新书，真可谓一见钟情，我一下就被书中精辟的阐述、精湛的插图紧紧攫获。一定要把这本书介绍给中国的学者，仅几秒钟之后，我就立定了坚如磐石的决心。我轻轻把书放回原书架，本想再浏览一下整个书展后，回来再买。哪知再回来时，书已在另一人手中翻阅。我深知，各出版社为学术会议的书展带的样书极少，此刻真希望这位朋友能弃之而去。我心存侥幸地静等，却见他付款购书了。随后再问，果真这是最后一本样书了，我当时沮丧的心情难以言表。

回国后，实现翻译该书夙愿的希望孤注一掷地寄托到天津科技翻译出版有限公司，果真，两个月后出版社得到了那本精美的样书和翻译中文版的授权。该书为儿科心律失常领域的专著，执印挂帅的主译应当是一位儿科心血管专业的权威学者，屈指数来，发现非韩玲教授而莫属。韩玲教授是北京协和医学院毕业的高材生，一直是儿科心血管专业的领军人物，其学识渊博，中文、英文双佳，况且在《周氏实用心电图》第6版的翻译中也有过合作，该书最后三篇为儿童心电图内容，在全书清样最后校对时，她字字推敲、句句斟酌、力透纸背，使中译本蓬荜生辉。其中也充分体现了她对英文与心血管专业内容的深邃理解与把握。而本书的再次合作，她也欣然乐往，一拍即合。

《小儿心律失常诊治精要》一书的作者克里斯托夫·瑞恩(Christopher Wren)博士是英国泰恩河畔纽卡斯尔市(Newcastle upon Tyne)弗里曼医院(Freeman Hospital, NHS)小儿心脏科的客座教授。他的这本儿童心律失常共含40个章节，前6章对儿童心律失常的基本知识做了简明扼要的普及性阐述，随后则以病为序逐一介绍。每章精短的引言都要对该病做框架式介绍，并结合相关心电图的解读介绍该心律失常的临床特点及相关知识,包括各种治疗及目前尚存的问题。全书选用的心电图精美、清晰,又能帮助读者理解标注,更让人一目了然。偶尔还配有精确达意的示意图,使全书更显图文并茂。

正如原著者所言,本书不是为专科医生而著,而撰写本书的初衷是为了医疗工作中涉及小儿心律失常的一线临床医生。全书内容貌似浅显,但全书意简言骇,所述专业内容高度总结与概括。当你通读全书后,一定会领略作者丰富的临床经验,阐述心电生理与心电图关系的通达,不仅通俗易懂,而且令读者容易理解与记忆。一般专著中,离子通道病与遗传性心律失常的内容往往让读者深感神秘与扑朔迷离,但本书著者却将复杂的概念解析得形象易懂,有利于举一反三,给人一种豁然解释的畅快。不负众望,这是一本简明的儿科心律失常临床诊治的工具书和上乘的培训教材。即便是资深的专业医师或普通的内科医师都会从本书中获益匪浅。因此,儿科医生、全科医生、内科医生都会喜欢这本专著,并从中获益。

需要说明的是,在英文版原著中,书中各插图的解释与说明都部分散在正文中。为了更方便中文读者的阅读,在每帧心电图的下面都添加了各图图题或必要的图注。

本书的译者多数是工作在儿科或内科心血管专业一线的年轻医师,虽然年资低,但凭借他们对自己专业的酷爱及高度的责任感,使承担的翻译文字流畅并达意。再加上主译的逐字逐句地推敲与修改,更为中译版笔下生花。

除此,还要感谢年轻、勤奋的段江波博士,在全书翻译过程中,他做了大量的重要工作。

当今,在中国出版的书籍中,内容与之相仿的专著极其匮乏,亟待能有新书问世。因此,本书也是我们献给中国儿科心血管界各位同道的一件珍贵礼物,坚信广大的医学生、普内科医生、全科医生、急诊科、护理专业的朋友与同道们一定会开卷有益,一定会喜爱上这本书。

最后,我想用《论语》中"君子以文会友,以友辅仁"这句流传了两千多年的至理名言与本书的各位读者共勉,并作为译者前言的结束语。

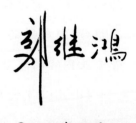

二〇一四年五月一日

序 言

当瑞恩博士(Dr.Wren)让我为他的专著《小儿心律失常诊治精要》写序时，我感到特别荣幸。然而，当我考虑这个机会时，自问能否胜任瑞恩博士的邀请。我并非怀疑自己在电生理学方面的专长，而是担心我当年所学的有关心脏电异常的病因、识别及治疗知识是否过时了。

虽然本书主要针对非心脏专科医师和实习生编写，但瑞恩博士的这本书能给每个治疗儿科心脏病患者的人员提供重要的资源。与瑞恩博士共事的人都了解他解决问题简明、实际、富有洞察力，他博学、具有丰富的临床经验，而且他的著作精益求精、学术性强。本书充分体现了他的上述特质，给读者提供了文笔漂亮、简明扼要、易于理解、面向临床的电生理学知识。每个图解都包含有重要信息，每个段落的内容都丰富精彩，这些信息永远不会被埋没。他将复杂的基础概念解读得异常清晰，并将潜在复杂的诊断和治疗方法用富于逻辑、连续、轮廓清晰的原理沉静地阐述给读者。因此，这是一本出色的培训教科书、全科医生的必备工具书和资深人员的常备参考书。

毫无疑问，我从瑞恩博士的这本著作中受益匪浅。我相信，那些将接触这本著作的读者一定会同我一样受到启发。它将很快成为该领域的必学读物和重要教科书。

安德鲁·雷丁顿(Andrew Redington)

加拿大多伦多儿童医院心脏科主任

前　言

大多数患心律失常的婴幼儿在转诊到儿科心脏病专家进行评估和治疗之前会先看儿科医生。因此，儿科医生必须能辨认心律失常，而且对某些病例能提供紧急治疗。另外，在已经接受心脏病专家治疗的患儿中还会出现一些其他类型的心律失常，可能是他们心脏自然病史的一部分或者是治疗的后遗症。本书的预期读者是儿科实习生和以心脏病学为专长的儿科医师，以及心脏病学和儿科重症监护的实习生和医师。本书旨在为心律失常的诊断和治疗提供一个临床操作指南。它不是一本为专科医师编写的专著，因为这类专著现在已经有许多种，都是由专家编写供专业医师阅读的。本书未提供有创电生理图像，只给出一些如何及何时适合行有创检查的简明指导，并简单介绍了导管消融术以及起搏器和除颤器的应用。

我非常感谢许多同仁曾介绍患者或帮助寻找心电图样本。他们是：泰恩河畔纽卡斯尔市弗里曼医院的 John O'Sullivan、Richard Kirk 和 Milind Chaudhari；伦敦大奥蒙德街医院的 Philip Rees 和 Martin Lowe。我还要感激 Andrew Sands、Satish Adwani、Kevin Walsh、Paul Oslizlok、Desmond Duff、Frank Casey 和 Karen McLeod；还要感谢其他很多医生，感谢他们允许我使用他们接诊患者的影像学资料。

我们用于分析的心电图来源于各种辅助医疗设备的记录，或动态心电图记录，或通过传真收到的资料，其质量参差不齐，有些并不理想，但是仍然提供了有价值的信息。

我从各种心律失常心电图中挑选了最好的样本，但是由于它们都是实例，所以质量也会有差异。它们代表了我们在实际工作中所面临的真实状况，所以比重新绘制的理想图像更好。

本书在布局上可能与传统教科书略有不同，重点放在心电图样本上。很多心律失常的讨论仅占寥寥数页，其目的是使读者对心电图的主要特点一目了然。

我试图减少教科书中缩略语的应用，因为它们很容易对母语为非英语的读者产生混淆。然而有些难以避免，其中多数是大家熟悉的，如 AV、BBB 和 WPW。为此，本书提供有缩略语表。

全书有关抗心律失常药物治疗的讨论均是本人的观点，也代表了欧洲的主流观点。我承认，世界各地的临床惯例会有不同，会采用其他方式的药物治疗。一本书不可能提供所有的治疗方式,但是事实上,几乎各种抗心律失常药物可能在某个阶段都曾被用于治疗多种心律失常。

在过去的几年中,我做了一些有关婴幼儿和先天性心脏病青年人的心电图解读和心律失常的讲课、培训及学术报告。我被人们表现出的极大兴趣和热情所感染,其中许多人要求我编辑一部这样的专著。希望本书能够满足需求。

克里斯托夫·瑞恩

缩略语

AAVRT:逆向型房室折返性心动过速

AET:异位性房性心动过速

AF:心房颤动

AFL:心房扑动

AFRT:房束折返性心动过速

AT:房性心动过速

AV:房室

AVB:房室阻滞

AVNRT:房室结折返性心动过速

AVRT:房室折返性心动过速

BBB:束支阻滞

CAT:紊乱性房性心动过速

CAVB:完全性房室阻滞

CPVT:儿茶酚胺敏感性多形性室性心动过速

FAT:局灶性房性心动过速

HBT:希氏束心动过速

JET:交界区异位性心动过速

LBBB:左束支阻滞

LQTS:长 QT 综合征

MAT:多源性房性心动过速

OAVRT:顺向型房室折返性心动过速

PJRT:无休止性交界区反复性心动过速

RBBB:右束支阻滞

SR:窦性心律

ST:窦性心动过速

SVT:室上性心动过速

VT:室性心动过速

WPW:预激综合征

目　录

第 1 章　心律失常的解剖、生理和流行病学

　　心律失常是指心脏节律发生了异常。在人群中，各种心律失常的发生率、解剖基质、生理机制、病因、自然病程、预后及对治疗的反应等均各不相同。正如本书始终强调的，重要的是尽量获得有关心律失常的基质和发生机制的信息，以便能够推测患者的自然病程、明确预后及对治疗的反应。

正常心脏的电解剖

　　图 1.1 大略描绘了正常心脏的各电活动区域特性。心房肌和心室肌由纤维化的二尖瓣环和三尖瓣环绝缘而分隔，房室间的唯一正常通道连接是希氏束。

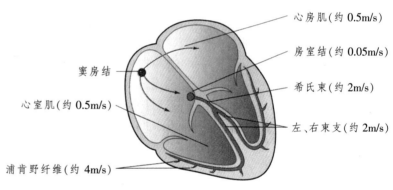

图 1.1　心脏的特殊传导系统

　　所有的心肌细胞都能够进行电传导并具有固有的起搏活性。所有心脏组织都有各自的传导速度和不应期，它们随心率快慢而变化，并受自主神经张力、循环中儿茶酚胺水平等因素的影响。如图 1.1 所示，心脏各个部位的传导速度是不同的。

心动过速的基本机制

　　虽然诊断和治疗一种心律失常并非必须对心脏电生理学有深刻的理解，但掌握一些基础知识是很有帮助的。心动过速机制大多是折返或自律性异常。第三种机制，即触发活动只见于一些罕见类型的心动过速。常见的心动过速机制见图 1.2。

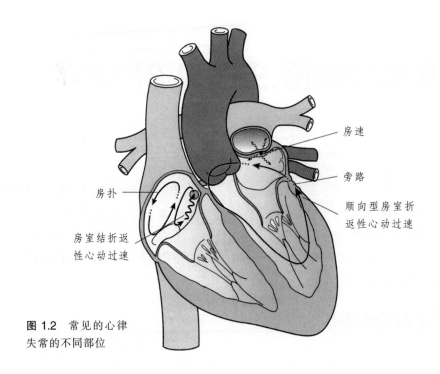

房速

旁路

顺向型房室折
返性心动过速

房扑

房室结折返
性心动过速

**图 1.2 常见的心律
失常的不同部位**

折返是心动过速最常见的机制。这意味着存在一个电激动自我传播的电兴奋波,它维持着该心律失常。折返的基本条件应该具备:①一个解剖环路;②在该环路中有一个缓慢传导区;③一个单向传导阻滞区。折返的最佳模式是顺向型房室折返,如预激综合征(见第 13 章)。该环路包括旁路、心房、房室结和心室。缓慢传导位于房室结,功能性单向传导阻滞可发生在旁路。如果环路的某一部分的不应期长于心动过速的周长,则心动过速可终止。临床上,应用腺苷最容易使房室结不应期延长。心动过速只有在符合再复发的条件下才会复发,包括一个触发活动[通常是房性早搏(房早)或室性早搏(室早)]以及该环路各个部分的电特性相匹配。折返性心动过速可通过起搏方式来诱发和终止,也可通过电复律终止。其他折返的范例包括房室结折返性心动过速(见第 16 章)、心房扑动(房扑)(见第 9 章)以及某些类型的室性心动过速(室速)(见第 18 章)。

仅有少数的心动过速是由自律性异常所引发的。最佳的自律性模式是窦性心律。与窦性心律类似,自律性(也称为异位性)心动过速不能通过起搏诱发或终止,也不能通过复律转复。正常心脏的窦房结自律性最高,由此决定了心脏的节律。如果窦房结障碍,心脏其他具有较低起搏频率的组织,通常是房室结,将以一个异位节律来取而代之。有时心脏的一部分组织具有一个比窦房结节律快的异常自主频率,就会产生一种自律性(或异位性)心动过速,并抑制了窦房结。自律性增强造成心动过速的例子包括心房异位性心动过速(一种局灶性房速,见第 7 章)、交界区异位性心动过速(见第 17 章)及某些类型的室速(见第 18 章)。

触发活动是最少见的心动过速机制。一个触发活动造成一次除极,即早期后除极或延迟后除极,并引发心动过速。触发活动可引起室性心律失常,例如在长 QT 综合征、某些电解质紊乱和某些手术后心肌损伤所致的室速。

心动过缓的基本机制

心动过缓是由电激动发生障碍或传导障碍产生的。窦房结疾病是最常见的电激动发生障碍(见第 30 章)。窦房结功能异常的可能原因是外在的作用(高迷走神经张力)或自律性受抑制。显著的心动过缓更常见的原因是 Ⅱ 度或 Ⅲ 度房室阻滞(见第 28 章和第 29 章)。

心律失常的流行病学

各种心律失常的发生率大不相同,但是几乎没有掌握这些心律失常人群的患病率数据。我们已经知道心律失常的发生和疾病谱有随年龄而变化的特点,因此面对新的心律失常患儿,我们诊断的主要依据是患儿的年龄、心律失常发作时的年龄、病史(心悸、心力衰竭、晕厥等)和心电图检查结果,同时参考不同心律失常的患病率高低(换言之,一个常见的心律失常往往比一个罕见的心律失常更容易作出诊断)。

大概近一半的新发心动过速发生于生后第一年。到目前为止,婴儿早期最常见的心动过速是顺向型房室折返性心动过速(见第 12 章)。这些婴儿大多数的心电图是正常窦性心律,但有些可见心室预激。新生儿其他心动过速更少见,如房扑(见第 9 章)、无休止性交界区反复性心动过速(见第 14 章)、房性心动过速(房速)(见第 7 章)和室速(见第 19 章和第 20 章)。

虽然房室结折返性心动过速(见第 16 章)在 5 岁以后逐渐增加,但是在儿童中,最常见的心动过速还是顺向型房室折返性心动过速,在这个年龄组不常见的心动过速是逆向型房室折返性心动过速(见第 13 章)、房束折返(见第 15 章)、室速(见第 18 章)和房速(见第 7 章)。

以心悸为主症的心律失常大部分是常见类型的室上性心动过速(室上速)和少数室速。许多儿童有心悸,但没有心律失常。在评估心律失常的可能性和确定进一步检查的必要性之前,采集详细的第一手病史是必不可少的。同样极少数伴有胸痛的儿童患有心律失常(或确实有心脏异常),以及少数伴有晕厥的儿童患有心律失常。因此所有这些诊断都取决于病史。

以心力衰竭或严重的心肌病为临床表现的无休止性心动过速包括局灶性房速(见第 7 章)、无休止性交界区反复性心动过速(见第 14 章)、无休止性特发性婴儿室速(见第 20 章)及顺向型房室折返性心动过速(见第 15 章)。

以晕厥为临床表现的心律失常包括完全性房室阻滞(见第 29 章)、预激综合征合并房颤(见第 13 章)、窦房疾病(见第 30 章)和室速,尤其是长 QT 综合征(见第 25 章)、儿茶酚胺敏感性多形性室速(见第 26 章)或心脏手术后晚期(见第 32 章)。第 35 章对晕厥进行了详细的论述。

有些心律失常非常常见,以至于基本上把它们视为正常变异。这包括房早(见第 11 章)、室早(见第 23 章)和一过性夜间文氏(Wenckebach)房室阻滞(见第 28 章)。

心脏手术后早期或晚期发生的心律失常是具有特殊性的心律失常,将分别在第 31 章和第 32 章中详细论述。

（万征　杜鑫 译）

主要参考文献

Anderson RH, Ho SY. The morphologic substrates for pediatric arrhythmias. *Cardiol Young* 1991; **1**:159–76.

Antzelevitch C. Basic mechanisms of reentrant arrhythmias. *Curr Opin Cardiol* 2001;**16**:1–7.

Kantoch MJ. Supraventricular tachycardia in children. *Indian J Pediatr* 2005;**72**:609–19.

Ko JK, Deal BJ, Strasburger JF, et al. Supraventricular tachycardia mechanisms and their age distribution in pediatric patients. *Am J Cardiol* 1992;**69**:1028–32.

Massin MM, Benatar A, Rondia G. Epidemiology and outcome of tachyarrhythmias in tertiary pediatric cardiac centers. *Cardiology* 2008;**111**:191–6.

Mazgalev TN, Ho SY, Anderson RH. Anatomic-electrophysiological correlations concerning the pathways for atrio-ventricular conduction. *Circulation* 2001;**103**:2660–7.

Paul T, Bertram H, Bökenkamp R, et al. Supraventricular tachycardia in infants, children and adolescents: diagnosis, and pharmacological and interventional therapy. *Paediatr Drugs* 2000;**2**:171–81.

Porter MJ, Morton JB, Denman R, et al. Influence of age and gender on the mechanism of supraventricular tachycardia. *Heart Rhythm* 2004;**1**:393–6.

Sekar RP. Epidemiology of arrhythmias in children. *Indian Pacing Electrophysiol J* 2008;**8** (suppl 1):S8–3.

Tipple MA. Usefulness of the electrocardiogram in diagnosing mechanisms of tachycardia. *Pediatr Cardiol* 2000;**21**:516–21.

第 2 章 心电图和其他记录设备

12 导联心电图

常规心电图是以 25mm/s 的纸速和每厘米的幅度（等于 1mV 的定标电压）记录心电活动。标准 12 导联心电图包括 3 个双极肢体导联（Ⅰ、Ⅱ、Ⅲ），3 个加压单极肢体导联（aVR、aVL、aVF）和 6 个胸前导联（V_1~V_6）。各导联探查电极的精准定位（尤其胸前导联）十分重要。如图 2.1 显示 V_1 和 V_2 导联探查电极分别位于胸骨右缘与胸骨左缘的第 4 肋间，V_4 导联探查电极位于左侧第 5 肋间与左锁骨中线的交点，V_5 导联探查电极位于同一水平线与腋前线的交点，V_6 导联位于同一水平线与腋中线的交点。

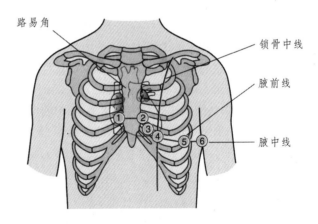

图 2.1 12 导联心电图胸前导联部位

对心电图的常规评价，包括对心率、心律和 QRS 电轴的评估，以及对 P 波、QRS 波、T 波的评价。此外，还要测量 PR 间期、QRS 波时限及 QT 间期。许多现代心电图机能自动测量并显示上述数值。这种心电图机的测量结果基本准确且可以信赖。即使是按儿科算法自动生成的报告，我们也应谨慎对待心电图机这种自动分析和判断的功能。心电图机可十分准确地区分正常心电图与异常心电图（当患者的年龄已列进运算法则），但对心律失常的分析有时仍是不可靠的。

12 导联心电图的重要性见图 2.2，该图显示存在明显的预激图形。仔细分析此 12 导联心电图后，可发现下壁导联存在较深的负向 δ 波，根据心电图特点提示该患儿的旁路位于冠状窦口。如果允许，对怀疑或需证实存在心律失常的儿童，应尽量为其记录窦性心律时的 12 导联心电图和症状发作时的 12 导联心电图。

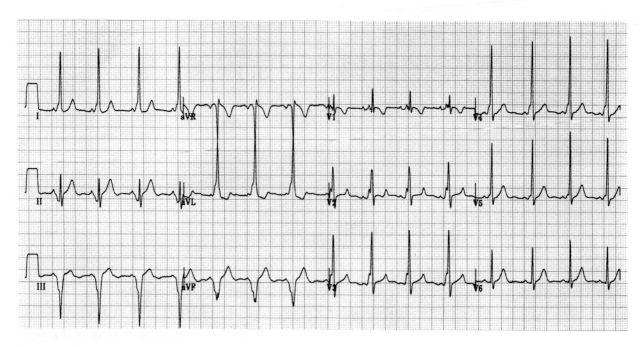

图 2.2 预激综合征心电图

长条图的记录

长条图的记录对于观察治疗后患者心律的变化非常重要，例如注射腺苷治疗时。但与 12 导联心电图相比,长条图的记录不能作为首选。长条图的记录常需要 3 个导联的同步记录,但有一些心电图机上设为 6 导联、12 导联或单导联的同步记录。所以长条图记录时对导联的选择存在不同。Ⅰ 导联、aVF 导联和 V_1 导联是同步 3 导联的最佳组合,但必须在 12 导联心电图记录后再做 3 导联长条图记录心电图。如图 2.3 所示,其为一份房扑注射腺苷后的长条图记录,其提示给药后出现不同的房室传导形式(见第 9 章)。

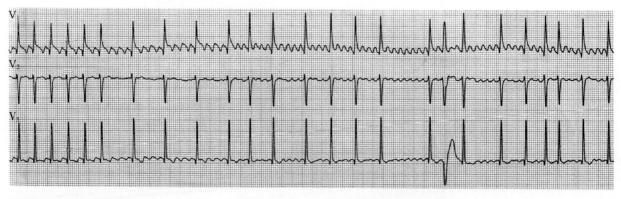

图 2.3 腺苷注射后,房扑下传比例不同

动态心电图

动态心电图记录对于怀疑或需证实有心律失常的儿童,已成为一项有

效且常用的标准检查。这对可耐受且症状频发的儿童尤为重要,因儿童在症状发作时动态心电图有机会将该时的心律完整记录下来。同时,动态心电图对儿童频发的心动过速、先天性长 QT 综合征以及其他疾病时治疗反应的评估也非常有价值。图 2.4 为一例频繁晕厥的儿童。病史特征拟诊为反射性心动过缓。动态心电图记录提示患者存在一过性房室阻滞长达 4.8s 的心室停搏。提示患儿的晕厥与反射性无收缩无直接关系,但这种额外的获益概率在动态心电图的持续记录中仍是非常低的。

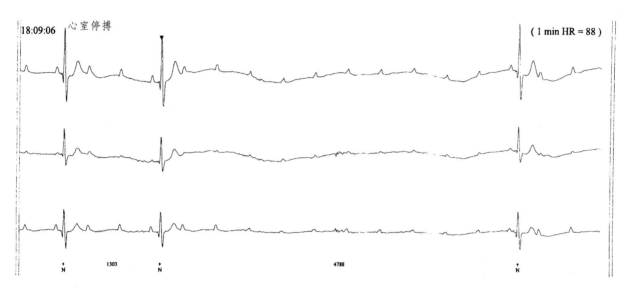

图 2.4 一例频繁晕厥患儿的动态心电图

心电事件记录仪

心电事件记录仪常由儿童或儿童的父母携带,但没有必要一直长期携带。该记录仪可应用循环滚筒模式记录(即症状发生时按下记录键以记录当时的心电图),但也可应用事件触发的模式(即症状发生伴有心律失常时,记录仪自动启动并记录相应心电图)。图 2.5 为一例频繁晕厥的儿童,最后经循环滚筒模式记录仪记录的心电图资料证实为儿茶酚胺敏感性多形性室速。

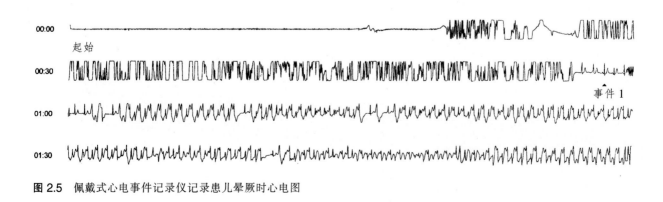

图 2.5 佩戴式心电事件记录仪记录患儿晕厥时心电图

运动试验心电图

　　平板运动试验或踏车运动试验心电图对心律失常的诊断与研究有很大帮助,尤其是在患儿及其家长认为其存在与运动相关的症状,而不是与心律失常相关的症状时。运动诱发的心律失常并不常见,但有时运动中可出现房室折返或房室结折返的心电图表现。运动试验对于怀疑儿茶酚胺敏感性多形性室速的患儿有很大价值(见第 26 章)。

(张哲 译)

主要参考文献

Davignon A, Rautaharju P, Boisselle E, et al. Normal ECG standards for infants and children. *Pediatr Cardiol* 1979–80;**1**:123–52.

Dickinson DF. The normal ECG in childhood and adolescence. *Heart* 2005;**91**:1626–30.

Garson A Jr. *The Electrocardiogram in Infants and Children: A systematic approach*. Philadelphia: Lea & Febiger, 1983.

Kadish AH, Buxton AE, Kennedy HL, et al. ACC/AHA clinical competence statement on electrocardiography and ambulatory electrocardiography. *Circulation* 2001;**104**:3169–78.

Kinlay S, Leitch JW, Neil A, et al. Cardiac event recorders yield more diagnoses and are more cost-effective than 48-hour Holter monitoring in patients with palpitations. A controlled clinical trial. *Ann Intern Med* 1996;**124**:16–20.

Paridon SM, Alpert BS, Boas SR, et al. Clinical stress testing in the pediatric age group: A statement from the American Heart Association Council on cardiovascular disease in the young, committee on atherosclerosis, hypertension, and obesity in youth. *Circulation* 2006;**113**;1905–20.

Rijnbeek PR, Witsenburg M, Schrama E, et al. New normal limits for the paediatric electrocardiogram. *Eur Heart J* 2001;**22**:702–11.

Tipple M. Interpretation of electrocardiograms in infants and children. *Images Paediatr Cardiol* 1999;**1**:3–13. Available at: www.health.gov.mt/impaedcard/issue/issue1/ipc00103.htm#top (accessed 20 May 2011).

第 **3** 章　其他心电诊断技术

植入式心电记录仪

有严重而频繁发作晕厥的患儿,经过多种诊断技术检查而不能确定晕厥原因时,称为心脏原因的晕厥。这时给患儿体内植入一个微型心电记录仪有重要价值。该装置内有一个可用 3 年的电池,微型心电记录仪植入在左腋下或左前胸的皮下。其为循环记录模式,可被编程以储存心率低于或高于预设标准值的心律失常记录。当患儿心率低于或高于预定的标准时,记录仪可经患儿或亲属用一个体外激活器,触发记录仪记录。患者的获益取决于医生是否给患者植入这种记录仪,其最主要的适应证是发作次数少但晕厥严重的患儿。图 3.1 是一例偶发晕厥的 4 岁男童的植入式心电图,其

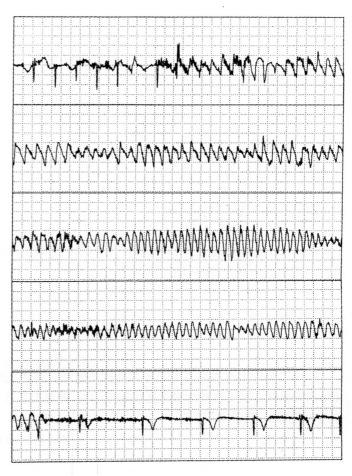

图 3.1　晕厥患儿植入式心电记录仪的心电图

显示多形性室速发作。心电图分析诊断为先天性长 QT 综合征。

经食管心脏电生理检查

经食管心脏电生理检查目前尚未广泛用于儿科患者,主要原因是该检查方法本身存在的问题不易在患儿中应用。进行这项检查时,首先要将食管起搏电极导线经口腔或鼻前孔插入,并最终放置在紧邻左心房的食管部位。起搏脉冲在这个位置发放后能有效夺获心房。此外,需要一个能发放高刺激电压的脉冲发生器不断发放刺激。经食管心脏电生理检查技术发放的电刺激能终止新生儿的房速或房室折返性心动过速,但年龄较大的患儿配合检查较差,而需要全身麻醉,使检查受到一定限制。该检查适用于伴有心悸症状的患儿,还包括动态心电图已记录的发现确有心动过速但发生机制不清的患儿,以及对心电图有预激图形但不伴症状的患儿的风险评估。目前这项检查更广泛地应用在一些欧洲国家,英国、美国和其他国家应用相对较少。

直立倾斜试验

直立倾斜试验可用于 6 岁以上且伴有反复晕厥或晕厥前兆的患儿。其检测方法,不同医院或中心有所不同,但是所有参加儿童需水平静躺 15~20 分钟后再倾斜到 60°~80°,到患儿倾斜站立 45 分钟或症状出现时。检查中要持续监测或记录心电图和血压,一旦患儿晕厥或感到头晕并常伴有心动过缓和低血压时,必须迅速将倾斜床恢复到水平位。患儿可能伴有低血压反应但无心动过缓,也可能出现心脏抑制型即表现为心动过缓或心脏骤停。

对既往史已证实有过神经介导性晕厥的患儿,再进行倾斜试验检查时,阳性率为 40%~50%(见第 35 章)。检查中给患儿注射异丙肾上腺素的方法可提高敏感性,但特异性将会降低。该检测结果有一定的假阳性和假阴性,但能有助于晕厥患儿的管理。图 3.2 显示一例 14 岁患儿直立倾斜时的反应,其出现逐渐发生的低血压和心动过缓并伴症状,但当倾斜床恢复水平位后其心率和血压很快恢复正常。

有创性心脏电生理检查

这是一个儿科临床常面临的问题,关于其应用问题在这里仅做简要回顾性说明。过去有很多原因需进行心脏电生理检查,但现在主要用在导管消融术中,并成为整个治疗的一个组成部分(见第 39 章)。目前心脏电生理检查对心律失常诊断、抗心律失常药物的治疗效果、晕厥的筛查以及风险评估,临床价值有限。但有助于疑似或已经明确室速患儿的进一步确诊(见第 18 章)。

使用心脏电生理检查对于心电图伴有预激综合征而无症状患儿的风险评估尚有争议。尽管有些学者主张应用该检查,但尚无足够证据证明旁路不应期的测量、心房颤动(房颤)时找到的最短 RR 间期、患儿在检查中是否可诱发心动过速或房颤对评估预后的价值。对于肥厚型心肌病患儿的危险分

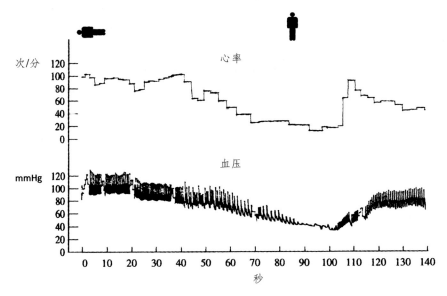

图 3.2　一例晕厥患儿直立倾斜试验阳性

层、法洛四联症术后等进行心脏电生理检查的益处也尚未被证实。

（汪洋　译）

主要参考文献

Abrams DJ. Invasive electrophysiology in paediatric and congenital heart disease. *Heart* 2007;**93**:383–91.

Brembilla-Perrot B, Groben L, Chometon F, et al. Rapid and low-cost method to prove the nature of no documented tachycardia in children and teenagers without pre-excitation syndrome. *Europace* 2009;**11**:1083–9.

Brignole M, Vardas P, Hoffman E,et al. Indications for the use of diagnostic implantable and external ECG loop recorders. *Europace* 2009;**11**:671–87.

Campbell RM, Strieper MJ, Frias PA, et al. Survey of current practice of pediatric electrophysiologists for asymptomatic Wolff–Parkinson–White syndrome. *Pediatrics* 2003;**111**:e245–7.

Kinlay S, Leitch JW, Neil A, et al. Cardiac event recorders yield more diagnoses and are more cost-effective than 48-hour Holter monitoring in patients with palpitations. A controlled clinical trial. *Ann Intern Med* 1996;**124**:16–20.

Seifer CM, Kenny RA. Head-up tilt testing in children. *Eur Heart J* 2001;**22**:1968–7.

Szili-Torok T, Mikhaylov E, Witsenburg M. Transoesophageal electrophysiology study for children: can we swallow the limitations? *Europace* 2009;**11**:987–8.

Yeung B, McLeod K. The implantable loop recorder in children. *Heart* 2008;**94**:888–91.

第 **4** 章　正常心电图与变异

窦性心律

正常心律的每一跳都起源于窦房结。P 波通常由心房除极产生。房室结的传导略显延迟以保证心室的充盈，PR 段表现为等电位线。心室除极的电活动经希–浦系统迅速传导，几乎与正常收缩同步而产生 QRS 波。心室复极过程相对缓慢，形成 T 波。只有一次复极完成后才能产生下次除极。

窦性心律的识别需根据心电图 P 波的形态、持续时间、电轴正常等条件，其后 PR 间期正常伴 QRS 波(图 4.1)。每一个 P 波后跟随一个 QRS 波，每个 QRS 波之前都有 P 波。经心电图我们可测量心率、PR 间期、QRS 波时限和 QT 间期等各项指标(图 4.2)。

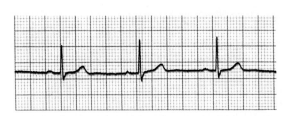

图 4.1　正常窦性心律心电图

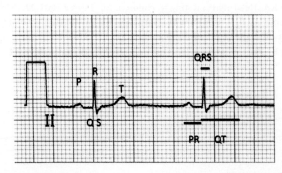

图 4.2　心电图各波、各间期示意图

心率

窦性心律数值存在个体差异,且随年龄的变化而变化。在不了解患者的年龄和心电图室的环境时,不能轻易评价心率是否正常。已发表的几项研究报道了正常儿童的心率测量值。图 4.3 显示不同年龄组的中位心率(实线)和 2%~98% 范围内的心率(虚线)以及静息时记录的正常心率范围。

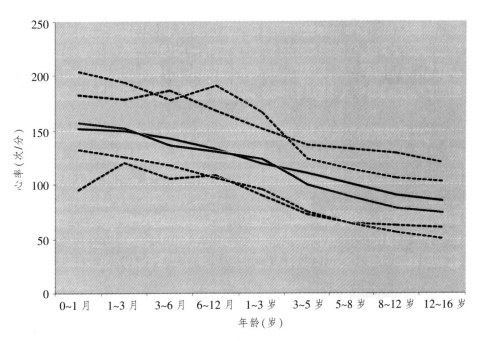

图 4.3　不同年龄组的中位心率(实线)、心率范围(虚线)和静息心率(红线)

图 4.4 显示窦性心率为 145 次/分,在婴儿期属正常,如果是一例 10 岁男孩静息状态下记录的心电图,则心率过快。无休止性窦性心动过速(窦速)是不常见的,这种情况提示甲状腺功能亢进。

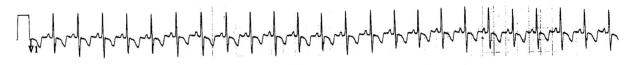

图 4.4　甲状腺功能亢进引起的窦速

图 4.5 是一例败血症新生儿的心脏的正常心电图,窦性心率为 230 次/分。这是窦速的高限值,即使是新生儿期,窦性心率>200 次/分也是少见的。

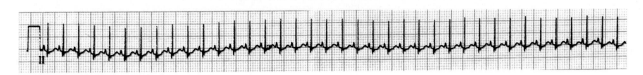

图 4.5　一例败血症患儿的窦速,心率高达 230 次/分

13

QRS 波时限

心电图可显示正常或异常的 QRS 波时限。心电图的 QRS 波时限对分析心动过速的类型是十分重要的。QRS 波时限随年龄变化，儿童 QRS 波时限窄于成人。新生儿 QRS 波时限多为 50~80ms，平均 65ms（图 4.6 为图 4.5 同一婴儿的心电图，其 QRS 波很窄）。16 岁时，QRS 波时限为 75~115ms。

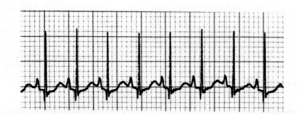

图 4.6 与图 4.5 为同一患儿，QRS 波时限较窄

呼吸性窦性心律不齐

呼吸性窦性心律不齐在正常儿童中十分常见（图 4.7），又称时相性窦性心律不齐，即吸气时心率加快，呼气时减慢。这种现象在婴儿期少见。

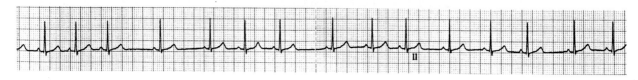

图 4.7 儿童呼吸性窦性心律不齐

动态心电图的节律变异

动态心电图中轻度节律变异十分常见，属于正常变异，包括睡眠时一过性的文氏房室阻滞（见第 28 章），以及孤立性房早和室早（见第 11 章和第 23 章）。

T 波切迹

正常儿童心电图 V_2、V_3 导联 T 波切迹属于常见正常表现（图 4.8）。有时伪似 2:1 房室阻滞（见第 28 章），但应注意其他导联有无同步的表现。

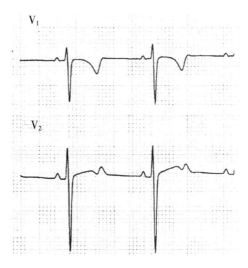

图 4.8　生理性 T 波切迹

（孔记华　译）

主要参考文献

Davignon A, Rautaharju P, Boisselle E, et al. Normal ECG standards for infants and children. *Pediatr Cardiol* 1980;**1**:123–52.

Dickinson DF. The normal ECG in childhood and adolescence. *Heart* 2005;**91**:1626–30.

Garson A. *The Electrocardiogram in Infants and Children: A systematic approach.* Philadelphia: Lea & Febiger, 1983.

Kligfield P, Gettes LS, Bailey JJ, et al. Recommendations for the standardization and interpretation of the electrocardiogram: part I: The electrocardiogram and its technology: a scientific statement from the American Heart Association Electrocardiography and Arrhythmias Committee. *Circulation* 2007;**115**:1306–24.

Rijnbeek PR, Witsenburg M, Schrama E, et al. New normal limits for the paediatric electrocardiogram. *Eur Heart J* 2001;**22**:702–11.

Tipple M. Interpretation of electrocardiograms in infants and children. *Images Paediatr Cardiol* 1999;**1**:3–13. Available at: www.impaedcard.com/issue/issue1/ipc00103.htm (accessed 20 May 2011).

第 **5** 章 心动过速性心电图解读

婴幼儿和儿童心动过速的管理根本上依赖于正确的诊断。这就要做到确定心律失常的机制、判断预后和明确恰当的治疗。

如下所述,通过仔细分析心动过速和窦性心律的 12 导联心电图和应用腺苷期间所记录的心律条图(见第 6 章),我们可以了解到很多信息。其他必要的信息包括临床表现的类型(心悸、心力衰竭、晕厥等)、患者实际年龄和初发症状年龄。

有时动态记录或运动试验或一个事件记录可能是唯一得到的心电图记录,但这些也可提供有价值的信息。

以往许多儿科医生和儿科心脏病专家满足于判定心律失常是否为"室上性"或室性起源(除外室速就是室上速)。即使准确区分了这两类心律失常,但结果往往并不一定就是某种心动过速病例,原因是这种分类方法并不完善,这两类心律失常各自都还有许多种类型,且各自的自然病程和疗效也不尽相同。我们的目标应该是尽可能地明确心律失常的基质和机制。

图 5.1 中的流程图显示一种心动过速心电图的分析方法。这种方法设计的目的是易于临床实用,注重那些简便易行的分析指标(如 QRS 波是否正常或宽、节律齐或不齐、类右或左束支阻滞等)。而不太注重有时较难解析的指标,例如 P 波的周期和 P 波之间的关系。

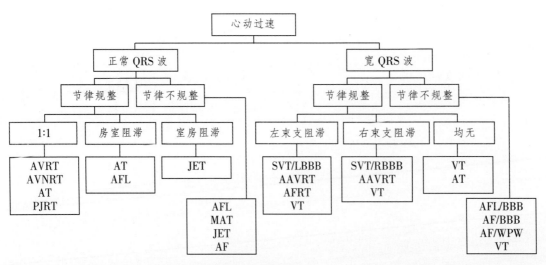

图 5.1 心动过速心电图分析流程图。字母意义见缩略语

　　这个流程图在大多数病例中可作出准确的诊断。图 5.1 流程图的每个分支指向一个红字表述的方框,在其中定义了一个精炼的鉴别诊断短句(红色文字方框)。下一步的心电图分析通常会指出具体的心律失常机制,方框内列有患儿年龄和对腺苷反应等进一步信息,常有助于鉴别各种心律失常。下文将对流程图的各个层次解析及随后的鉴别诊断进行详细论述。

　　如果心动过速的 QRS 波正常,节律整齐,即儿科临床实践中最常遇见的情况,它通常相当简单地判定是否每个 QRS 波都有一个 P 波(两者有 1:1 的关系),或者 P 波多于 QRS 波(通常两者为 2:1 的传导关系),如心动过速持续伴有房室阻滞。如果 QRS 波节律不齐,通常很容易看到 P 波或其他心房波。

　　如果心动过速 QRS 波宽和节律齐,就难以看到 P 波,应着重分析 QRS 波的形态,例如它们更接近一个类右或左束支阻滞图形,或者两者都不像?

　　婴儿和儿童节律不齐的心动过速罕见。节律不齐的定义是 RR 间期差异≥5%。

节律整齐伴 QRS 波正常和 1:1 房室关系的心动过速

　　图 5.2 显示 4 种类型的节律整齐、QRS 波正常和 1:1 房室关系的心动过速。迄今为止,这是在儿科临床实践中最常遇见的心动过速类型,这大概是儿科医生假定得出"室上速(SVT)"诊断的一个范例。我们应注意心动过速的心率及其任何变异,但最有帮助的进一步分析是 P 波的位置或周期。在下面的例子中红色箭头指示处是典型的 P 波位置。

　　在顺向型房室折返性心动过速(解剖基质是附加的房室旁路,见第 12 章

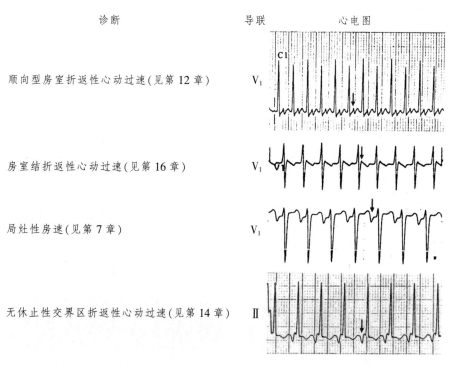

图 5.2　伴 1:1 房室传导的各种室上速

和第 13 章），通常在 RR 间期的前半部分可见 P 波，往往在 V₁ 导联 ST 段上最容易看到。在房室结折返性心动过速（见第 16 章），P 波要么隐藏在 QRS 波后部，要么更多见于 QRS 波终止处，呈一个小的正向波，通常在 V₁ 导联上最容易看到。通过与窦性心律 QRS-T 形态相比较，这种细微的现象则能够很容易察觉。这两种心律失常常见，RP 间期短于 PR 间期，故称为短 RP 心动过速。二者都是阵发性心动过速。

另外两种类型的节律整齐伴 QRS 波正常和 1:1 房室关系的心动过速是长 RP 心动过速。二者都是无休止性心动过速。局灶性房速有时很难与窦速相区别（见第 7 章），因为它的 PR 间期通常正常。P 波的形态取决于心动过速是否起源于右或左心房。无休止性交界区反复性心动过速的 RP 间期通常很长，其特征是 Ⅱ、Ⅲ 和 aVF 导联的 P 波深且倒置（见第 14 章）。

这些心律失常的心电图特点，结合临床表现的方式和发病年龄等病史，通常足以把它们鉴别开来。如果对诊断有疑问或不能识别出 P 波，应用腺苷有助于诊断（见第 6 章）。腺苷可终止顺向型房室折返性心动过速和房室结折返性心动过速。前者的窦性心律心电图正常或可能会显示出预激波，后者的窦性心律心电图正常。腺苷干预心房异位性心动过速，通常只会产生房室阻滞，但心动过速仍以较低的心室率持续着。心动过速偶尔可终止几秒，但是一旦腺苷的作用消失，心动过速即可复发。腺苷可终止无休止性交界区折返性心动过速，但几秒后又会复发。

手术后早期交界区心动过速（见第 31 章）大概是 QRS 波正常和 1:1 房室关系的唯一的另一种心律失常，其偶尔发生，以 1:1 逆向传导。

节律整齐伴 QRS 波正常和房室阻滞的心动过速

QRS 波正常且可见房室阻滞（例如 P 波多于 QRS 波）的心动过速一定起源于心房（唯一的例外是房室结折返性心动过速可呈 2:1 房室传导而维持着心动过速，但实际上它仅见于电生理检查中，在临床上极为罕见）。

心动过速伴房室阻滞通常显示 2:1 的房室关系，如图 5.3；但可显示更高比例的传导阻滞，如 4:1；或变化不定的传导阻滞比例，如 3:2 文氏传导（虽然在后一种病例 QRS 波节律不齐）。图 5.3 的两个病例中，2:1 的房室传

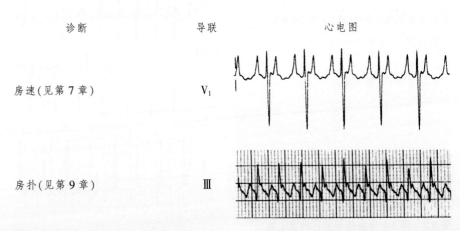

诊断	导联	心电图
房速（见第 7 章）	V₁	
房扑（见第 9 章）	Ⅲ	

图 5.3 伴 2:1 房室传导的房速及房扑

导关系是很容易看到的，其中房速有明显的 P 波，P 波之间存在等电位线，而房扑则显示为一种典型的呈连续性电活动的锯齿状波（注：期间无等电位线）。

有时很难判断存在 2:1 传导，这种病例中腺苷对诊断是非常有帮助的（见第 6 章）。

节律不齐伴 QRS 波正常的心动过速

在儿科临床实践中，QRS 波正常而节律不齐的心动过速罕见。鉴别诊断如图 5.4。本书的其他章节已经详细论述这些心律失常，但值得注意的是罕见的小儿房颤病例。

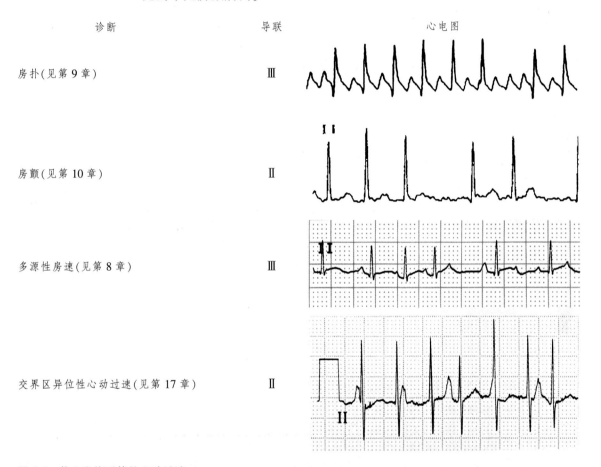

诊断	导联	心电图
房扑（见第 9 章）	III	
房颤（见第 10 章）	II	
多源性房速（见第 8 章）	III	
交界区异位性心动过速（见第 17 章）	II	

图 5.4 伴心室律不等的心动过速

如图 5.1 中所描述的，我们应该采用不同的方法来分析宽 QRS 波心动过速。因为可能很难发现 P 波，所以在寻找 P 波之前，最好先考虑 QRS 波的形态和节律的规律性。但如果分离的 P 波是显而易见的，室速诊断则可成立（见第 18 章）。

复杂的宽 QRS 波心动过速的 QRS 波分析应该评估其波形态是否更近似于右或左束支阻滞，或两者都不是。我们考虑宽 QRS 波心动过速的鉴别之前，应该先考虑有无导致 QRS 波增宽的其他病因。

　　当只有左束支正常快速传导而右束支没有时,我们就会认为发生了右束支阻滞的 QRS 波形态。其结果是通过较慢的心肌-心肌传导,右心室发生除极和激动都要晚于左心室。如果左心室激动早于正常,预期可能会出现类似(但并不完全相同)的 QRS 波形态。这可见于预激综合征通过左侧旁路预先激动左心室,或者行左心室起搏。图 5.5 举例对比了前两者和右束支阻滞图形,其相似性是显而易见的。为了清晰起见,图 5.5 只显示了 V_1 和 V_6 导联。了解这些相似之处原因的差别会有助于我们分析呈右束支阻滞样的心动过速。

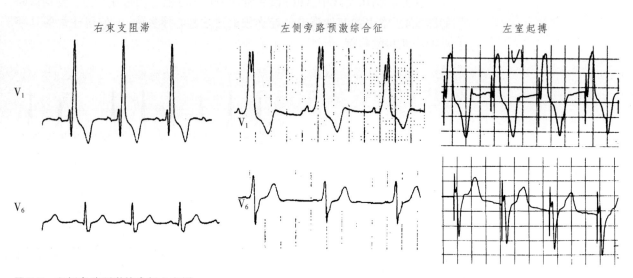

图 5.5　左侧旁路预激综合征心电图

　　当只有右束支正常快速传导而左束支没有时,也类似地会发生左束支阻滞。左心室激动要晚于右心室。我们可以预测,如果右心室激动早于正常,就可看到与右侧旁路预先激动右心室或行右心室起搏相似的图形。这两种 QRS 波形和左束支阻滞的对比见图 5.6,相似之处也显而易见。

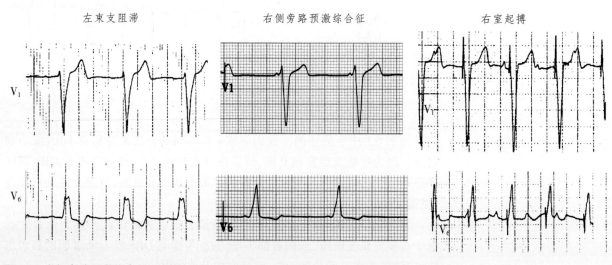

图 5.6　右侧旁路预激综合征心电图

节律整齐伴宽 QRS 波呈右束支阻滞形态的心动过速

QRS 波呈现右束支阻滞形态的心动过速有 3 个主要原因(图 5.7)。

● 在婴儿和儿童中，室上速合并与心率相关的右束支阻滞可能最常见，例如最常见的正常 QRS 波心动过速（通常无论是房室折返性还是房室结折返性心动过速），但当右束支发生与心率相关的阻滞时，心动过速呈右束支阻滞样图形，称为功能性差异性传导。这种形态的心动过速偶尔由原先存在的右束支阻滞产生，换言之，该 QRS 波对此患者来说是正常的。在差异性传导或已存在右束支阻滞时，V_1 导联向上的 QRS 波的第二个 R 波(R'波)较高，如图 5.7 中的第一个病例。有时差异性传导为一过性，几次心搏后 QRS 波恢复正常，但心动过速持续。当恢复窦性心律时，心电图可正常或显示右束支阻滞，或者为预激综合征(这证明存在旁路)。

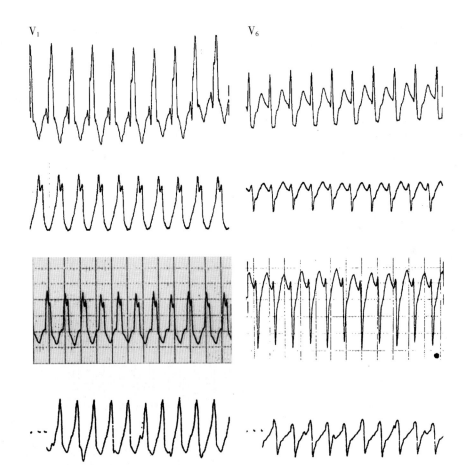

图 5.7　节律整齐伴宽 QRS 波呈右束支阻滞的心动过速

● 在预激综合征患儿中，逆向型折返性心动过速非常少见（见第 13 章）。其将产生一个最大的包含预激波的宽 QRS 波，实际上宽 QRS 波前是一个巨大的 δ 波。如图 5.7 第二个病例所示，V_1 导联 QRS 波中第一个 R 波较高。当恢复窦性心律时，心电图会显示左侧旁路的预激波图形。

●第三个可能性诊断是室速,两个病例见图 5.7。我们可推断出右束支阻滞样的心动过速起源于左心室。V_1 导联 QRS 波中第一个 R 波通常也较高。如果见到与心室分离的 P 波,将毫无疑问地证实是室速,如下面的第四个病例。左室室速的两个病例的不同之处在于 R 波升支速度(心室激活速率)。这大概是由于心动过速起源点与心脏特有的传导系统之间的关系,即二者越邻近,R 波升支上升速度越快。当恢复窦性心律时,心电图可能正常,但也可能会显示与该心动过速的原因相关的心电图变化,或任何药物作用的心电图改变(例如胺碘酮引起 QT 间期延长或氟卡尼引起 QRS 波时限延长)。

节律整齐伴宽 QRS 波呈左束支阻滞形态的心动过速

4 种不同的心律失常可能会产生类似左束支阻滞形态且节律整齐的心动过速。在儿科临床实践中,或许最常见的心动过速是除了心动过速伴功能性差异性传导以外,就是正常的 QRS 波的心动过速,即某些形式的室上速伴与心率相关的左束支阻滞。图 5.8 中第一个病例,请注意,QRS 波起始非常

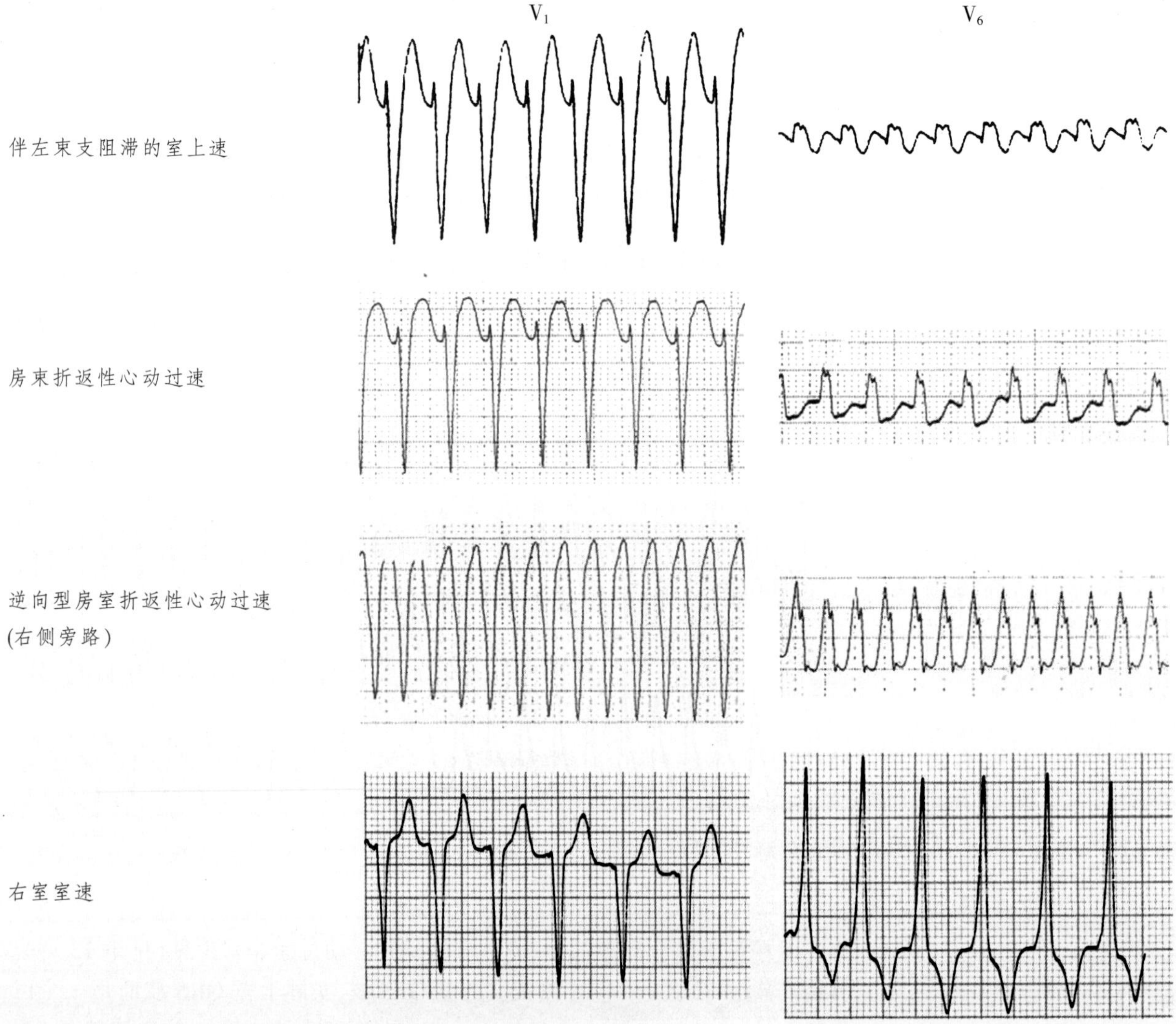

图 5.8　节律整齐伴宽 QRS 波呈左束支阻滞形态的心动过速

陡。在心动过速的开始时,左束支阻滞差异性传导可能是一过性或持续的。作为一个持续的心电图图形,它很可能比右束支阻滞伴差异性传导更常见,尤其是婴幼儿。一旦恢复窦性心律,心电图可正常,或呈左束支阻滞,或呈预激波图形。

房束折返性心动过速是一种罕见的心律失常,可见于大龄的儿童(见第15章)。它总是在心动过速过程中引起永久性左束支阻滞样形态,并且在单一的记录上很难把它和室上速伴与心率相关的左束支阻滞区分开来,例如图5.8的第二个病例。尤其是如果多次发作心动过速心电图都显示左束支阻滞,应怀疑该心律失常。静脉注射腺苷可终止房束折返性心动过速,心电图将恢复正常的窦性心律。

逆向型房室折返性心动过速罕见,右侧旁路合并这种心动过速多于左侧旁路(见第13章)。图5.8的第三个病例显示了一个非常快速的心动过速,起始部在 V_1 导联 S 波和 V_6 导联 R 波都很缓慢,这是一个较大的 δ 波。腺苷通常可终止逆向型房室折返(如果折返环包括两个旁路,则例外),然后心电图就会显示心室预激波图形。

类似的图形可见于右心室起源的室速(见第22章)。该 QRS 波的实际形态随室速的类型而各异。

节律整齐伴宽 QRS 波并呈非右束支阻滞或非左束支阻滞形态的心动过速

有时心电图显示的正弦形态波并不完全类似右束支阻滞或左束支阻滞,这时诊断通常是室速,如图5.9的第一个病例。有时可能会产生类似图形的其他心律失常是房扑或者房速伴 1:1 房室传导,通常该 QRS 波形态还受到同时服用某些药物作用的影响。图5.9的第二个病例来自于一例新生儿,其母亲曾接受过氟卡尼治疗胎儿室上速。

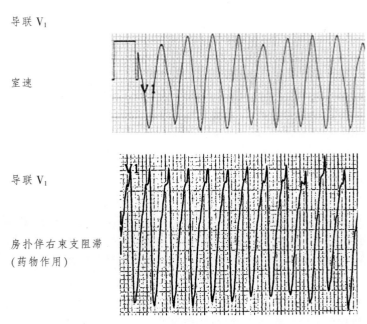

导联 V_1

室速

导联 V_1

房扑伴右束支阻滞
(药物作用)

图 5.9　伴束支阻滞的节律整齐的宽 QRS 波心动过速

节律不齐的宽 QRS 波心动过速

这种类型的心律失常儿童罕见。图 5.10 的前两个病例显示房颤伴宽 QRS 波,节律绝对不匀齐(见第 10 章)。图 5.10 的第一个病例心电图记录的是一位扩张型心肌病的十几岁少年患者合并房颤伴左束支阻滞。第二个病例是预激综合征合并房颤伴心室预激(见第 13 章)。在心室率非常快时,这种节律不匀齐可能很难观察到;而心室率略微减慢时,该节律不匀齐变得较容易发现。请注意,这两个病例的 QRS 波形态是恒定的。与此相反,第三个病例记录的心电图显示多形性室速,其 QRS 波电轴是不断变化的。另外一种心动过速称为尖端扭转型室速,通常见于长 QT 综合征(见第 25 章)。尖端扭转型室速会导致晕厥,通常只有心电监护或动态心电图记录才能证实。

诊断	导联	心电图
房颤伴束支阻滞	II	
房颤伴预激综合征	aVF	
多形性室速(尖端扭转型室速)	动态	

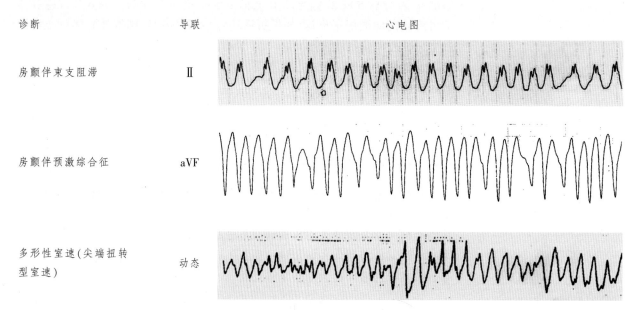

图 5.10 心律不整的宽 QRS 波心动过速

QRS 波形态变化的心动过速

心动过速发作起始部分可见 2 个或 3 个宽 QRS 波,然后几个心搏后 QRS 波恢复正常,但这些都不是室早,这种现象并非少见。所有心脏组织的不应期随心率而改变, 左或右束支在心率突然增快后可能暂时处于不应期(图 5.11)。

如果心动过速是由旁路参与的房室折返机制所致, 有时可见这种心动过速的心室率加速, 这是因为束支阻滞恢复正常 (将在第 12 章中深入论述)。由此我们可以推断,旁路和束支阻滞是位于心脏的同一侧。如图 5.11 所示,解决对侧束支的功能性阻滞将对心率无任何影响。

在心动过速时,QRS 波形态的改变偶尔见于其他临床情况。双向性室速是儿茶酚胺敏感性多形性室速中的特征性心律失常(见第 26 章)。QRS 波交替现象也随时间变化,如图 5.12 所示。

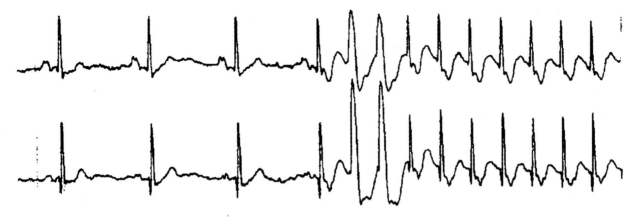

图 5.11　频率依赖性束支阻滞

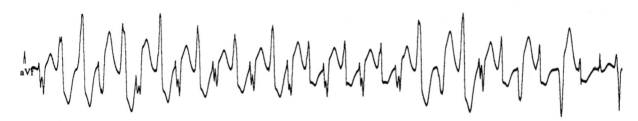

图 5.12　双向性室速心电图

（万征　杜鑫　译）

主要参考文献

Dendi R, Josephson ME. A new algorithm in the differential diagnosis of wide complex tachycardia. *Eur Heart J* 2007;**28**:525–6.

Fox DJ, Tischenko A, Krahn AD, et al. Supraventricular tachycardia: diagnosis and management. *Mayo Clin Proc* 2008;**83**:1400–11.

Jaeggi ET, Gilljam T, Bauersfeld U, et al. Electrocardiographic differentiation of typical atrioventricular node reentrant tachycardia from atrioventricular reciprocating tachycardia mediated by concealed accessory pathway in children. *Am J Cardiol* 2003;**91**:1084–9.

Kistler PM, Roberts-Thomson KC, Haqqani HM, et al. P-wave morphology in focal atrial tachycardia: development of an algorithm to predict the anatomic site of origin. *J Am Coll Cardiol* 2006;**48**:1010–17.

Vereckei A, Duray G, Szénási G, et al. Application of a new algorithm in the differential diagnosis of wide QRS complex tachycardia. *Eur Heart J* 2007;**28**:589–600.

Wellens HJ. The value of the ECG in the diagnosis of supraventricular tachycardias. *Eur Heart J* 1996;**17**(suppl C):10–20.

Wellens HJJ. Electrophysiology: Ventricular tachycardia: diagnosis of broad QRS complex tachycardia. *Heart* 2001;**86**:579–85.

Wren C. Incessant tachycardias. *Eur Heart J* 1998;**19**(suppl E):E32–6, E54–9.

第 **6** 章 　 腺苷在各种心动过速诊断中的作用

　　静脉注射腺苷是终止婴幼儿节律整齐的窄 QRS 波或宽 QRS 波心动过速的一线治疗药物。主要目的是终止有任何心电图表现的这类心动过速,即使是一过性终止,也可提供有用的鉴别诊断信息。

　　腺苷不推荐用于终止心律不齐的心动过速,原因是这类心律失常应可通过心电图分析出其发生机制(见第 5 章)。另外,加速心室率还有导致血流动力学恶化的可能性(见第 37 章)。

　　腺苷使用的初始剂量是儿童 $100\mu g/kg$,婴幼儿 $150\mu g/kg$。在静脉注射过程中,记录心电图是非常重要的(其中Ⅰ、aVF、V_1三个导联最有价值),治疗前后还应记录 12 导联心电图。医师不能仅在监护仪上观察心动过速终止的心电图,因为即使心动过速终止后仅有一个窦性心搏,也可证实药物的疗效和提供重要的诊断资料(见下文)。如果初始剂量无效,第二次剂量应增加 $50\sim100\mu g/kg$(见第 37 章)。

　　临床应用腺苷的主要作用是减慢房室传导。许多常见的"室上性"心动过速都涉及经过房室结折返的多种心动过速。腺苷肯定可以将这类心动过速终止,原因是当存在房室结传导阻滞时,其无法持续下去。

　　一些少见的折返性心动过速(例如无休止性交界区反复性心动过速或房束折返性心动过速),如果持续时间较短,通常可用腺苷终止。腺苷对终止房性心律失常的作用是难以预期的。腺苷不能终止心房扑动(房扑),但可减慢房室传导使房扑显露出来。如果难以准确诊断 1:1 或 2:1 房室传导的房扑,这个方法非常有助于鉴别诊断。在其他房性心律失常的鉴别诊断中,腺苷的作用各异。腺苷可能使 2:1 下传的局灶性房速频率减慢,但也可能使之受到一过性抑制,这使其与窦速相鉴别更为困难(见第 7 章)。罕见腺苷能终止室速,但在静脉注射腺苷过程中,仔细分析心电图可识别出室房逆向阻滞现象,这有助于诊断室速。

腺苷在诊断中的作用

　　静脉注射腺苷后,心动过速可能会有不同反应。这些表现有助于揭示心动过速的发生机制。下文描述了腺苷可能的各种疗效,以及腺苷干预可能导致的多种心律失常结果。

心动过速终止

　　如果应用足量的腺苷,最可能的反应是使心动过速终止。最常见于房室折返性心动过速和房室结折返性心动过速。心动过速终止时应重视伴有房室阻滞,这是一种最常见的反应,心电图表现为 P 波无法下传(图 6.1,黑色箭头)。窦性心律下,还可出现明显的心室预激波(红色箭头),证实存在房室附加旁路。

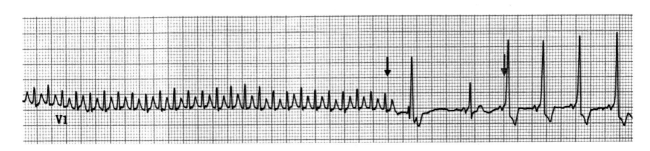

图 6.1 腺苷终止旁路介导的房室折返性心动过速,心动过速终止在前传

有时心动过速终止伴逆向阻滞,即表现为 P 波消失,如图 6.2 所示(箭头)。这种表现可见于无休止性交界区反复性心动过速(见第 14 章),或其他少见的心动过速类型中,例如逆向型房室折返性心动过速(见第 13 章)或房束折返性心动过速(见第 15 章)。

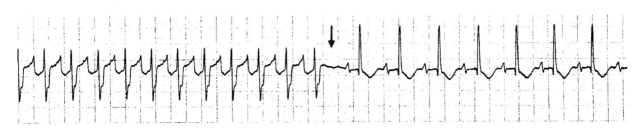

图 6.2 腺苷终止心动过速,心动过速终止在逆传

心动过速短暂终止后复发

这种病例可见于房室折返性心动过速(图 6.3)及其他少见类型的房室折返性心动过速,如无休止性交界区反复性心动过速(见第 14 章)。

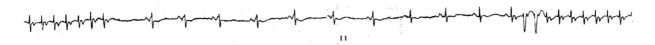

图 6.3 房室折返性心动过速经腺苷短暂终止后复发

心动过速心率短暂变慢后又加速

这种病例可见于窦速(图 6.4),偶尔见于房速。

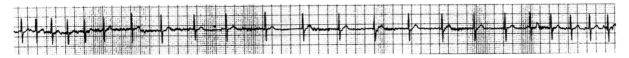

图 6.4 窦速腺苷短暂变慢后加速

房室阻滞出现后心动过速仍然持续

这种表现可确诊为房速或房扑。图 6.5 是局灶性房速，心房率没有变化，但是房室传导从 1:1 减少至 2:1，从而证实该诊断。

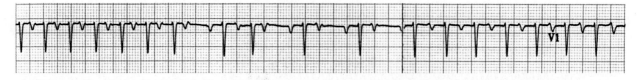

图 6.5　腺苷应用后，房速出现房室阻滞，心房率无改变

在图 6.6 中，初始时是房扑 2:1 下传，但房扑波不易识别。腺苷作用于房室结，使房室传导减少至 4:1，可清楚观察到房扑波，从而明确诊断。

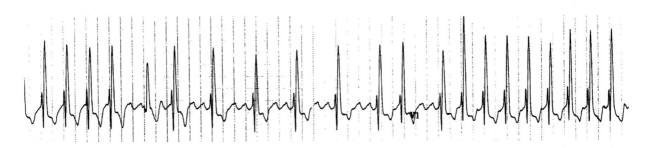

图 6.6　房扑应用腺苷后，传导比例由 2:1 变为 4:1，房扑波明显

室房阻滞出现后心动过速仍然持续

若遇到这种现象需要仔细分析，以确诊是室速(图 6.7)或交界区心动过速(见第 17 章和第 31 章)。在图 6.7 中，心电图显示心动过速初始为 1:1 逆传(红色箭头为逆传 P 波)。腺苷使逆传阻滞，窦性心律夺获心室(窦性 P 波下传心室，出现一个正常的 QRS 波)，随后有明显分离的 P 波，即室房分离(黑色箭头)。

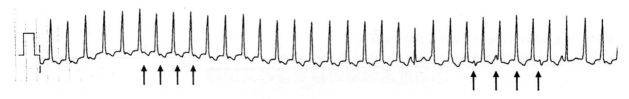

图 6.7　1:1 室房逆传的室速应用腺苷后，出现室房阻滞、窦性夺获

其他表现

在图 6.8 中，心动过速短暂终止，结束时伴 P 波未下传(红色箭头)。在两

个窦性心搏后出现了与心动过速的 P 波形态相同的两个异位 P 波（黑色箭头）。这种现象并非少见,其是附加房室旁路引发的房室折返性心动过速的特征表现。在第三个窦性心搏后,该心动过速复发。

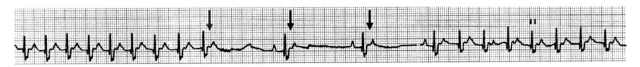

图 6.8　应用腺苷后房室折返性心动过速的特征性表现

（万 征 译）

主要参考文献

Dixon J, Foster K, Wyllie J, Wren C. Guidelines and adenosine dosing for supraventricular tachycardia. *Arch Dis Child* 2005;**90**:1190–1.

Glatter KA, Cheng J, Dorostkar P, *et al.* Electrophysiologic effects of adenosine in patients with supraventricular tachycardia. *Circulation* 1999;**99**:1034–40.

Wren C. Adenosine in paediatric arrhythmias. *Paediatr Perinat Drug Ther* 2006;**7**:114–17.

第 **7** 章　房性心动过速

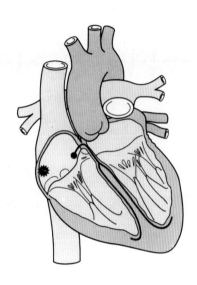

　　房性心动过速(房速)有几种不同的类型。它们具有共同的特征,即心动过速的维持均不需房室结、窦房结或心室的参与。因此,房速不受自发或腺苷诱导的房室阻滞的影响,也不包括房颤和房扑(大折返)等其他类型的房性心律失常。

　　目前房速的定义模糊不清。以往,特别是在北美等国家,有时将房速与室上速等同,但是现在这种说法已不恰当了。

　　最近,局灶性房速被描述为起源于心房某一点或某局限部位的房性心律失常。这种心律失常被称为房性异位性心动过速或异位性房速。局灶性房速并不表明其发生机制为自律性,其发生机制可能为微折返、自律性或触发活动,尽管异常自律性(如房性异位性心动过速)最有可能是其发生机制。

　　其他房性心律失常如房扑(见第9章)、多源性房速(见第8章)、手术后房速(见第32章)与房颤(见第10章)将在其他章节论述。

房速的临床表现与自然史

　　房速在各个年龄阶段均可发病。房速不是胎儿心动过速常见的病因,但可见于新生儿与婴儿。在儿童中,房速常呈持续性且常不伴心悸。患儿往往没有心动过速感觉,而表现为心动过速性心肌病。患儿仅有不适、嗜睡、气短与呕吐的简短病史。房速的自然史取决于患儿诊断时的年龄。婴幼儿房速有较高的自愈率,因此适用于药物治疗。年龄较大的儿童,心动过速常持续存在,是导管消融治疗的适应证。

房速的心电图诊断

　　房速常常能持续存在,因此可用心电图直接记录。患儿的房速频率不等,在一些婴幼儿中最高可达 300 次/分,但正常儿童通常为 150~250 次/分。典型的心电图表现为特异的 P 波之间存在等电位线。每个 P 波后跟随一个 QRS 波,PR 间期可正常或轻微延长。房速的诊断应与窦速相鉴别,患儿存在心肌病时鉴别两者相对困难。

　　房速频率有所不同,可伴有频率的突然变化,有时可见搏动未下传,且 P 波形态异常。P 波形状取决于心动过速起源的解剖部位。图 7.1 为一例 5 岁患儿急性严重左心力衰竭的心电图。此图显示房速的频率为 170 次/分,P 波额面电轴正常,V_1 导联 P 波为负向。电生理检查显示其为起源于右心房前壁的局灶性房速。

　　图 7.2 为一例 11 岁患儿左房房速时的心电图,房速的起源部位为左下肺静脉。此患儿因心力衰竭就诊。心电图显示 P 波在 Ⅰ 、Ⅱ 、V_6 导联负向,在 V_1 导联正向。

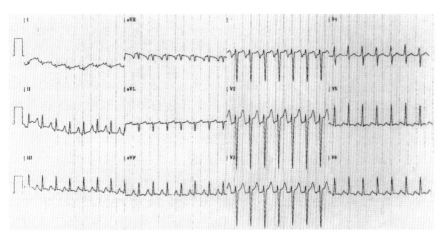

图 7.1　一例 5 岁左心力衰竭患儿伴右心房前壁的局灶性房速

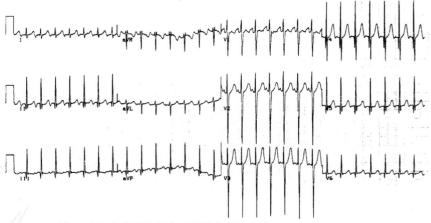

图 7.2　一例 11 岁心力衰竭患儿伴左下肺静脉的房速

如果从 12 导联心电图中诊断不清,应进一步观察心电图。有些房速的婴幼儿和儿童经常表现为房速未下传, 这种现象不会在窦速或房室折返性心动过速中出现。图 7.3 为一例新生儿无休止性心动过速的心电图,该患儿心率为 300 次/分。与房室折返性心动过速不同,由于有未传导的 P 波,心电图显示节律偶有不规律。PR 间期较长,大多数 P 波出现在前一个 QRS 波之后(红色箭头)。间歇之后的 PR 间期正常,但所有的 P 波形态相同。

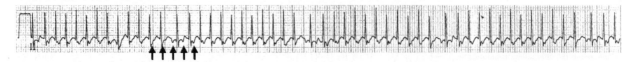

图 7.3 一例新生儿伴 P 波未下传的房速

图 7.4 是一例年龄较大儿童的心电图,尽管有些 P 波不容易识别(黑色箭头),但显示有同样的现象。间歇之后的 PR 间期较短,但是此心搏后又延长。

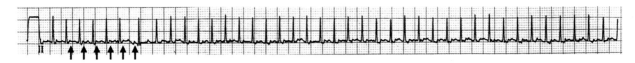

图 7.4 一例儿童伴 P 波未下传的房速

图 7.5 为一例 10 岁男童行先天性心脏病大动脉转位术前的心电图。其心房率约为 240 次/分(箭头),伴 4:3 房室文氏传导阻滞,因此 QRS 波不规整,3 个 QRS 波为一组。

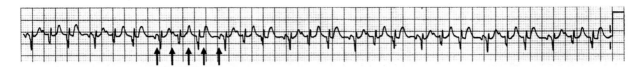

图 7.5 一例伴 4:3 房室文氏阻滞的房速

在上述 3 个病例中, 因有自发的房室阻滞而排除了房室结折返或伴有旁路的房室折返的可能。如果房室阻滞未被发现, 使用腺苷常常有助于诊断。图 7.6 为一例患有无休止性心动过速的 5 岁男童对腺苷的反应。房速的房室传导比例降为 2:1 时,房速未受影响。当腺苷作用逐渐消失时,在房室传导比例恢复 1:1 传导前有一过性 3:2 传导。

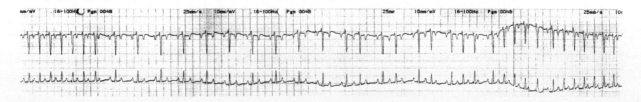

图 7.6 一例伴房室阻滞的持续性房速,对腺苷有明显反应

图 7.7 为另一例使用腺苷的病例,10 岁男童心电图中出现一过性房室阻滞,但腺苷对心房率或 P 波形态无影响。

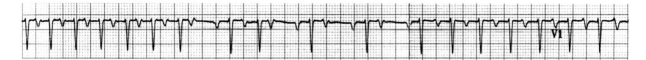

图 7.7 腺苷应用后使房速心电图出现一过性房室阻滞(与图 7.8 为同一儿童)

然而,腺苷有时能暂时抑制房速,因此一过性恢复窦性节律不能排除房速的诊断。图 7.8 与图 7.7 来自同一名儿童,是另一种房性心律,腺苷使心动过速短暂停止。心动过速时 P 波在 V₁ 导联倒置,显示心律失常起源于右房前壁(黑色箭头)。窦性 P 波与此相似,但形态不同(红色箭头)。腺苷作用逐渐消失后,心动过速恢复到初始状态。

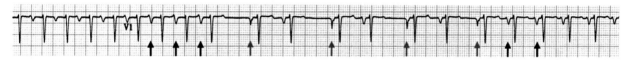

图 7.8 心动过速时显示心律失常起源于右房前壁(黑色箭头),窦性 P 波(红色箭头)

图 7.9 为腺苷抑制房速的另一病例,患者为一名婴幼儿。窦性 P 波(红色箭头)与心动过速时的 P 波(黑色箭头)明显不同。

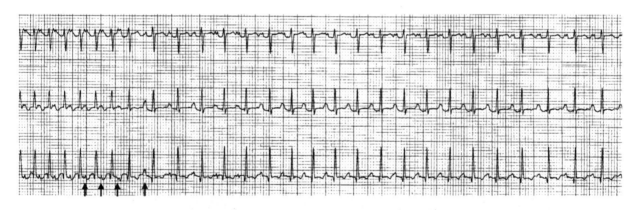

图 7.9 腺苷抑制另一病例(婴儿)的房速,图中窦性 P 波(红色箭头)与房性 P 波不同

当腺苷作用消失数秒后,心动过速恢复(图 7.10),注意 P 波形态的变化(红色箭头)。此心电图显示房速的另一特征,即"温醒现象"。房率在开始的数跳后逐渐增快,这是由自律性增加导致的典型特征。

图 7.11 是腺苷作用于房速的最后一个例子。图中可见房室阻滞,有时为一过性的 2:1 传导或房室文氏传导。

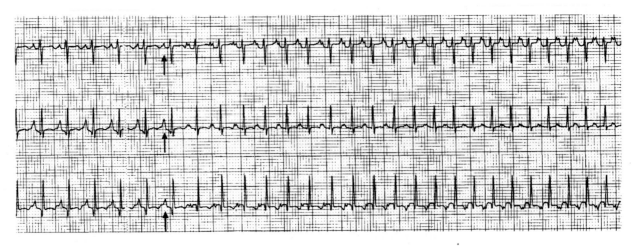

图 7.10 房速的特征:"温醒现象"

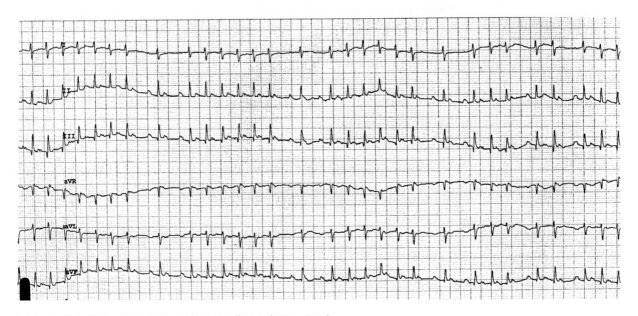

图 7.11 腺苷使房速患者出现一过性的 2:1 传导与房室文氏现象

治疗

如上所述,对婴幼儿和年龄较小的患儿与年龄较大的患儿应采用不同的处理方案。对婴幼儿与年龄较小的儿童应优先选择药物治疗。地高辛无效,胺碘酮、氟卡尼并加用 β-受体阻滞剂可控制房速的心率和节律。房速停止 12~24 个月后,可停止使用药物。

年龄较大的儿童房速自愈的情况罕见。这些患儿如表现无休止性心动过速与心室功能不良,如果设备允许,最好做急诊电生理检查,构建心动过速电解剖图并行消融术。也可选择胺碘酮或氟卡尼做短期药物治疗,使患儿临床症状平稳、心室功能改善后,择期行消融治疗。然而,药物治疗终止后心动过速不会立刻出现,因此,安排消融手术时需要耐心与灵活性。

因为有较高的成功率和较低的复发率,消融结果很好。经验表明,房速最常见的起源部位为右心房的右心耳和界嵴与左心房的左心耳和邻近肺静脉部位。

(孔记华 译)

主要参考文献

Cummings RM, Mahle WT, Streiper MJ, et al. Outcomes following electroanatomic mapping and ablation for the treatment of ectopic atrial tachycardia in the pediatric population. *Pediatr Cardiol* 2008;**29**:393–7.

Gelb BD, Garson A Jr. Noninvasive discrimination of right atrial ectopic tachycardia from sinus tachycardia in "dilated cardiomyopathy." *Am Heart J* 1990;**120**:886–91.

Kistler PM, Roberts-Thomson KC, Haqqani HM, et al. P-wave morphology in focal atrial tachycardia: development of an algorithm to predict the anatomic site of origin. *J Am Coll Cardiol* 2006;**48**:1010–17.

Rosso R, Kistler P. Focal atrial tachycardia. *Heart* 2010;**96**:181–5.

Salerno J, Kertesz N, Friedman R, et al. Clinical course of atrial ectopic tachycardia is age-dependent: results and treatment in children <3 or ≥3 years of age. *J Am Coll Cardiol* 2004;**43**:438–44.

Saoudi N, Cosio F, Waldo A, et al. A classification of atrial flutter and regular atrial tachycardia according to electrophysiological mechanisms and anatomical bases; a statement from a Joint Expert Group from the Working Group of Arrhythmias of the European Society of Cardiology and the North American Society of Pacing and Electrophysiology. *Eur Heart J* 2001;**22**:1162–82.

Seslar SP, Alexander ME, Berul CI, et al. Ablation of nonautomatic focal atrial tachycardia in children and adults with congenital heart disease. *J Cardiovasc Electrophysiol* 2006;**17**:359–65.

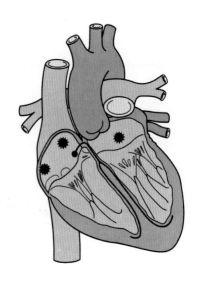

第**8**章 多源性房性心动过速

多源性房性心动过速(多源性房速)又称紊乱性房速,在新生儿期和婴幼儿早期是一种罕见的心律失常。其特点是P波呈多种形态。由于通常许多P波未下传,所以心室节律是不规则的,心室率可快于或慢于正常心率,甚至更慢。多源性房速经常是在检查其他次要疾病时才偶然发现,或在新生儿查体时检出。少数情况下,快速心室率呈现持续状态,因此可造成严重的心室功能损害和心力衰竭。

心电图诊断

要证实心电图诊断,应检出一种至少伴有三种不同形态的P波的心动过速,且PP间期不等,如图8.1所示(箭头)。PR间期随P波起源的不同而长

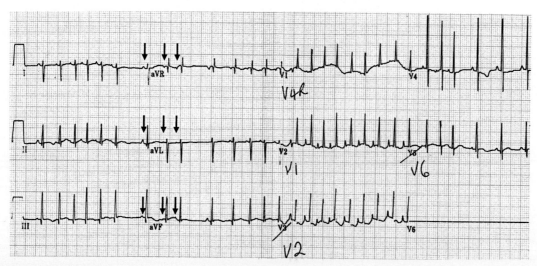

图8.1 多源性房速,PP间期不等(箭头指示)

短不一,而且经常存在不同程度的房室阻滞。大多数 QRS 波是正常的,但一些短 RR 间期的 QRS 波表现为差异性传导(例如有与心率相关的束支阻滞形态的 QRS 波)。

图 8.2 可见三种不同形态的 P 波(黑色箭头)。注意一些 P 波未下传(红色箭头),PP 间期是不规则的。

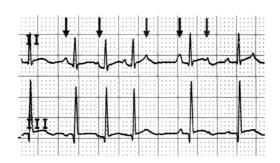

图 8.2　多源性房速的 PP 间期不规则,图中有三种不同形态的 P 波(黑色箭头),部分 P 波未下传(红色箭头)

通常 PP 间期有等电位线,但偶尔 P 波的形态与粗大的房颤波相似。图 8.3 中 P 波频率很快且不规则,近似于房颤。仅有少数 P 波下传,所以心室率慢且不规律。

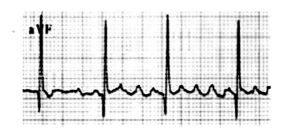

图 8.3　偶见 P 波形态与粗大房颤波相似,少数 P 波下传,心室率慢而不规律

图 8.4 中 P 波频率快且不规律,类似于房颤或房扑,但同时 P 波有多种形态,且 PP 间期不规律。

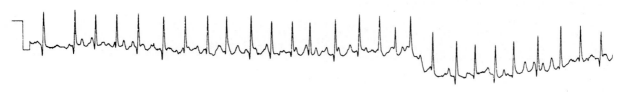

图 8.4　P 波频率快而不规律,似房颤或房扑,P 波有多种形态且间期不规律

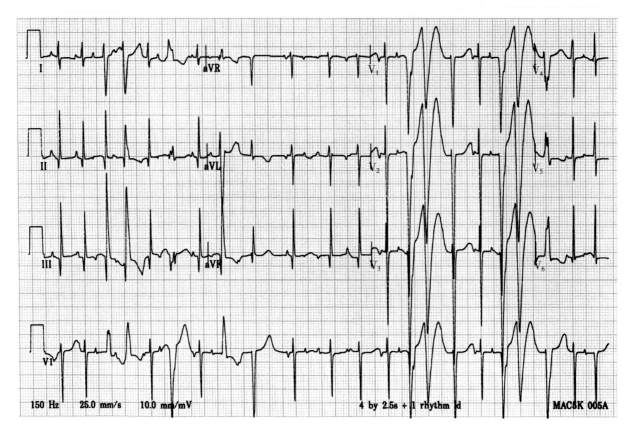

图 8.5　多源性房速伴室内差异性传导

　　图 8.5 中一些 QRS 波增宽，所有 QRS 波之前均有 P 波，所以其不是室早。在短 RR 间期之后出现增宽的 QRS 波，所以属于室内差异性传导。在最下面的节律心电图中，出现右束支和左束支阻滞两种差异性传导的 QRS 波。

　　腺苷对于多源性房速的诊断并无多大的帮助。如上所述，根据心电图即可明确诊断。腺苷可短暂抑制异位 P 波，使窦性心律恢复大约数秒。

治疗

　　如果心室率相对正常，婴幼儿可无症状且心功能正常，因此不需要治疗。转复心律通常是无效的，因为这种心律失常可能随时复发。β-受体阻滞剂是一种可选择的药物，如果患者合并心功能不全，则需要用胺碘酮治疗。

　　多源性房速的自然病史：其可在数周或数月后自行终止。此时那些需要药物治疗的患儿可停用药物；患儿长期预后良好，无晚期复发。

（王清　万征　译）

主要参考文献

Bradley DJ, Fischbach PS, Law IH, et al. The clinical course of multifocal atrial tachycardia in infants and children. *J Am Coll Cardiol* 2001;**38**.401–8.

Dodo H, Gow RM, Hamilton RM, et al. Chaotic atrial rhythm in children. *Am Heart J* 1995; **129**:990–5.

Fish FA, Mehta AV, Johns JA. Characteristics and management of chaotic atrial tachycardia of infancy. *Am J Cardiol* 1996;**78**:1052–5.

Salim MA, Case CL, Gillette PC. Chaotic atrial tachycardia in children. *Am Heart J* 1995; **129**:831–3.

第 **9** 章　**心房扑动**

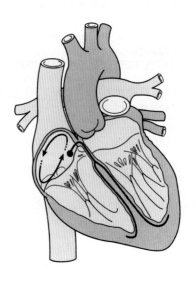

　　心房扑动(房扑)在儿科临床中主要出现于以下两种情况：一种是心脏结构正常的新生儿，另一种是结构异常的心脏病或心功能受损的儿童。房扑也可以出现于外科术后的先天性心脏病成年患者(见第 32 章)。

　　房扑是源于右心房内大折返。临床上最常见的典型房扑(逆钟向房扑)折返环是除极波在房间隔自下而上激动，传至心房侧壁时激动方向自上而下，进而通过位于三尖瓣环和下腔静脉口之间的峡部。

　　房扑为心房内的持续性电活动，心电图表现为锯齿状心房扑动波，在Ⅱ、Ⅲ及 aVF 导联中较明显。房扑应与房速相鉴别，房速的 P 波间存在等电位线，但心脏外科手术后远期两者可能会有所混淆。

　　房扑的心房率不固定。一般新生儿约为 440 次/分，年龄较大儿童约为 300次/分。心脏外科术后患者，如经典的 Fontan 术后晚期，心房率可能更慢(见第32 章)。图 9.1 为一例新生儿的心电图，心房率约为 460 次/分，伴 2:1 房室传导，心室率约为 230 次/分，房扑波在下壁导联中较常见(Ⅱ、Ⅲ、aVF 导联)。

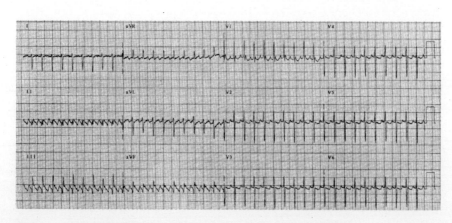

图 9.1　一例新生儿房扑伴 2:1 传导，房扑的 F 波在下壁导联中较常见

图 9.2 为另一例新生儿的心电图,房室传导缓慢且下传比例不同,导致节律不规整的 QRS 波伴室内差异性传导,见第三及第四个宽大畸形的 QRS 波。

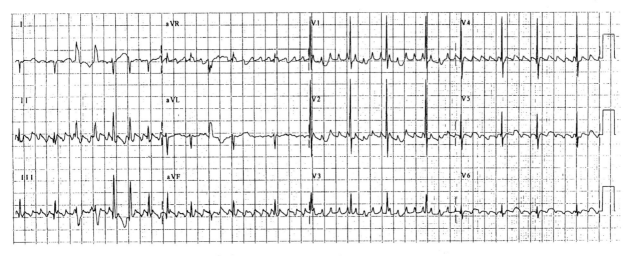

图 9.2　一例新生儿房扑伴室内差异性传导

通常来说,房扑的房室传导比例一般是 2:1,心室率为心房率的一半,QRS 波正常。但有时心电图中房扑波不可见,如图 9.3,为一例有二尖瓣反流的 10 岁男孩的心电图。未见明确房扑波,通过心室率推测诊断,并通过腺苷干预得到证实(见第 6 章),腺苷可加重房室阻滞,使房扑波暴露(图 9.4,红色箭头)。

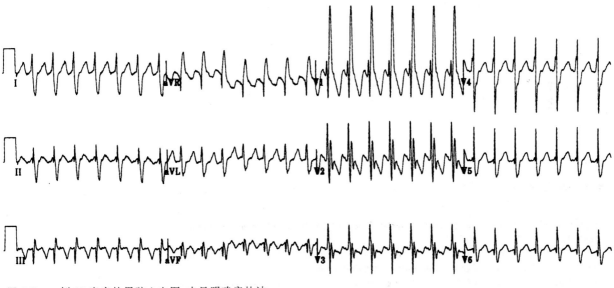

图 9.3　一例 10 岁房扑男孩心电图,未见明确房扑波

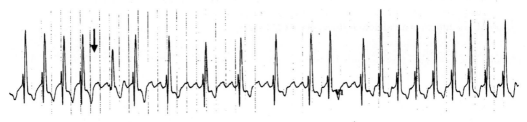

图 9.4　腺苷加重房室阻滞,使房扑波暴露(红色箭头)

1:1 房室传导相对少见,通常出现在因药物或心房疾病所致的心房率减慢中。图 9.5 为一例新生儿出生后即刻记录下来的心电图,其在母亲宫内时孕母接受过氟卡尼药物治疗,因此 QRS 波增宽,且扑动率减慢至 300 次/分,从而导致 1:1 房室传导。图 9.6 是一例法洛四联症术后晚期年轻患者的心电图。通过腺苷干预诊断为房扑伴有 1:1 房室传导。

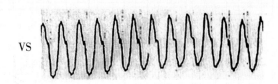

图 9.5　胎儿房扑,孕母服用氟卡尼,产后新生儿心电图示房扑率减慢伴 QRS 波增宽

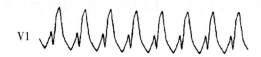

图 9.6　一例法洛四联症术后晚期房扑心电图

治疗

房扑治疗的首要目的是恢复窦性心律。新生儿可通过经食管超速调搏或低能量同步直流电复律治疗,能量为 0.5~1 J/kg。伴有心功能减低或心房扩大的年长儿童,经食管超速调搏治疗成功率较低,因此通常需要电复律治疗。新生儿房扑复发较罕见,无需预防用药。而在年长儿童中,则需关注其潜在的血流动力学异常,可以选择的治疗方法有药物、心脏外科手术中同时加做抗心律失常手术以及导管消融术。

(韩玲　霍玉峰 译)

主要参考文献

Campbell RWF. Pharmacologic therapy of atrial flutter. *J Cardiovasc Electrophysiol* 1996;**7**: 1008–12.

Casey FA, McCrindle BW, Hamilton RM, et al. Neonatal atrial flutter: significant early morbidity and excellent long-term prognosis. *Am Heart J* 1997;**133**:302–6.

Garson A Jr, Bink-Boelkens M, Hesslein PS, et al. Atrial flutter in the young: a collaborative study of 380 cases. *J Am Coll Cardiol* 1985;**6**:871–8.

Lisowski LA, Verheijen PM, Benatar AA, et al. Atrial flutter in the perinatal age group: diagnosis, management and outcome. *J Am Coll Cardiol* 2000;**35**:771–7.

Waldo AL. Treatment of atrial flutter. *Heart* 2000;**84**:227–32.

第**10**章　心房颤动

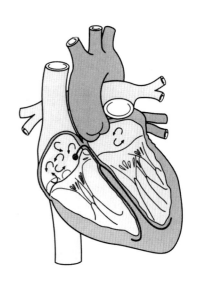

与成人不同,心房颤动(房颤)是儿童期一种非常罕见的心律失常。报道称儿童房颤大多出现在风湿热、先天性心脏病、心肌病中,有时也以单纯心律失常出现,因此被称为"孤立性房颤"。

罕见的儿童房颤可能是非常严重的问题造成的。其发病机制是在心房内产生小的复合折返环路。儿童期心房较小,没有足够的环路维持房颤的形成。心房很少受慢性纤维化的影响,因此不会产生房颤。年长儿童孤立性房颤的发病机制与成人类似,可能是被位于肺静脉或左右心房的局部房速所触发。

心电图诊断

在心电图中,房颤表现为 P 波消失,继而出现混乱不规则的基线。由于房室传导不一,因而出现形态各异的 QRS 波。心室率显著高于正常,但与房室结电生理特征相关,如果应用抗心律失常药物常可降低心室率。

图 10.1 是一例 14 岁男孩的房颤心电图,可见混乱不规则的心房活动,在 V₁ 导联心电图中更为明显。常见快速且形态各异的 QRS 波。在长 RR 间期后紧随一个短 RR 间期的 QRS 波,呈左束支阻滞图形,即 Ashman 现象("清道夫"现象)。这种宽 QRS 波不会被误认为是室早。该患儿第一次发生房颤的原因无法确定,且自动转复为窦性心律,心电图显示正常。但是动态心电图监测到心率缓慢时出现心室预激,因此明确了该患儿有间歇性预激综合征,并成功完成了导管消融术后无房颤复发。在儿童预激综合征中,房颤伴心室预激是一种十分罕见的心律失常(见第 13 章)。

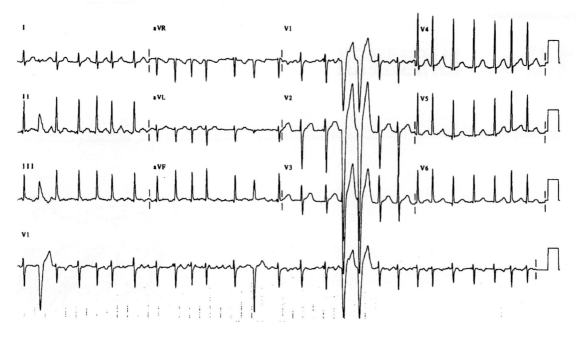

图 10.1　一例 14 岁男孩房颤伴室内差异性传导、间歇性预激综合征

房颤是青少年接受心脏手术后早期常见的心律失常（见第 31 章）。图 10.2 是一例 40 岁女性患者的心电图，主动脉根置换术后第二天，显示不匀齐心动过速，且为左束支阻滞图形。

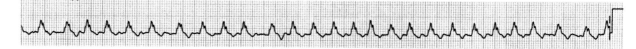

图 10.2　一例患者主动脉根部置换术后第二天，心电图示房颤伴左束支阻滞

图 10.3 为一例 15 岁男孩的房颤心电图，显示形态各异的 QRS 波，长 RR 间期可见清晰的低振幅的心房电活动。虽然磁共振成像和经食管超声心动图证实左心房与右肺静脉连接处显著扩张，可能与心律失常相关，但仍不能确定病因。

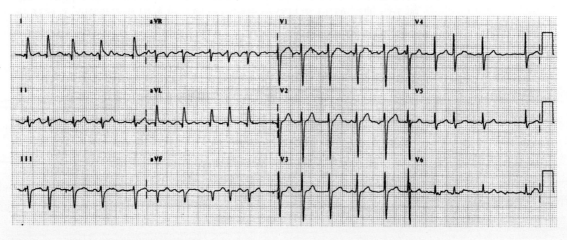

图 10.3　一例 15 岁房颤男孩的心电图

　　有时注射腺苷可诱发房颤，如图 10.4 所示。该病例为了证实是否存在间歇性预激，在窦性心律时注射腺苷，随即出现了房颤，这类房颤多呈一过性，可自行转复。

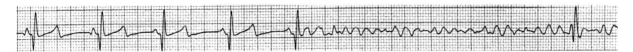

图 10.4　腺苷诱发的房颤

治疗

　　成人房颤主要有三种治疗策略，包括终止房颤、预防复发和控制心室率。儿童房颤罕见，相关治疗经验报道较少，常需要个体化的治疗方案。治疗原则是转复为窦性心律以及查找潜在的病因，以便设计最佳治疗方案。

　　首次发生房颤可能在几个小时后自行终止。如果没有终止，可用同步直流电复律转复为窦性心律。成人患者可给予氟卡尼或普罗帕酮药物转复，胺碘酮可在心功能较差的情况下应用。

　　儿童房颤首选策略是长期心室率的控制。成人房颤最常用的药物是钙通道阻滞剂、β-受体阻滞剂、地高辛和胺碘酮。

　　成人孤立反复发作性房颤或持续性房颤大多采用导管消融术进行治疗，这种技术可偶尔应用于发病机制与成人相同的无隐匿性疾病的年长儿童。

（韩玲 译）

主要参考文献

Blaauw Y, Van Gelder IC, Crijns HJ. Treatment of atrial fibrillation. *Heart* 2002;**88**:432–7.

Fuster V, Rydén LE, Cannom DS, et al. ACC/AHA/ESC 2006 Guidelines for the management of patients with atrial fibrillation: a report of the American College of Cardiology/American Heart Association Task Force on practice guidelines and the European Society of Cardiology Committee for Practice Guidelines (Writing Committee to Revise the 2001 Guidelines for the management of patients with atrial fibrillation). *J Am Coll Cardiol* 2006;**48**:e149–246.

Gow RM. Atrial fibrillation and flutter in children and in young adults with congenital heart disease. *Can J Cardiol* 1996;**12**(suppl A):45A–8A.

Luedtke SA, Kuhn RJ, McCaffrey FM. Pharmacologic management of supraventricular tachycardias in children. Part 2: Atrial flutter, atrial fibrillation, and junctional and atrial ectopic tachycardia. *Ann Pharmacother* 1997;**31**:1347–59.

Markides V, Schilling RJ. Atrial fibrillation: classification, pathophysiology, mechanisms and drug treatment. *Heart* 2003;**89**:939–43.

Nanthakumar K, Lau YR, Plumb VJ, et al. Electrophysiological findings in adolescents with atrial fibrillation who have structurally normal hearts. *Circulation* 2004;**110**:117–23.

Radford DJ, Izukawa T. Atrial fibrillation in children. *Pediatrics* 1977;**59**:250–6.

Rho RW. The management of atrial fibrillation after cardiac surgery. *Heart* 2009;**95**:422–9.

Strieper MJ, Frias, P, Fischbach P, et al. Catheter ablation of primary supraventricular tachycardia substrate presenting as atrial fibrillation in adolescents. *Congen Heart Dis* 2010;**5**:465–9.

第 **11** 章 房性早搏

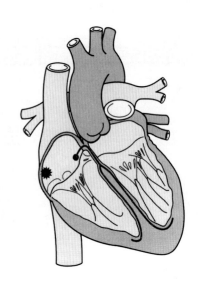

  房性早搏(房早),也称房性期前收缩,常见于婴儿和儿童的各个年龄阶段,但很少引发症状,通常无临床意义且无需治疗。房早常因过早发生,房室结仍处于上一窦性心搏的不应期而不能下传至心室,因此会出现一个明显的漏搏而易与房室阻滞相混淆。

  房早在新生儿中最常见,胎儿期出现得更为频繁。尽管一些常见的折返性心动过速的发作是由于房早引起的,但是存在频繁房早的婴儿或儿童极少进展为显著的心律失常。

  早搏形成一个比预期早出现的 P 波(图 11.1,红色箭头),其形态与窦性心律 P 波有所不同(在单一导联中并不总是明显)。早搏的 P 波常与前一个 T 波重叠,使其很难辨认。如果 P 波在房室结复极之前到达,传导将被阻滞,见图 11.1。

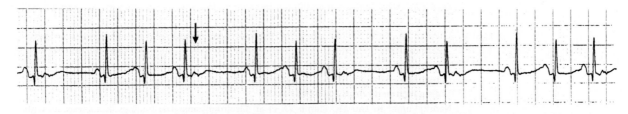

图 11.1　提前出现的房早 P 波(红色箭头)形态与窦性 P 波不同

  一些房早可能下传至心室,另一些则会被阻滞,这取决于早搏提前的程度。在图 11.2 的记录中,一些房早(黑色箭头)下传伴有 QRS 波形态上的轻微改变。其余的早搏(红色箭头)未下传,因为它们下传至房室结稍早了一些,而下传和未下传的 P 波混在一起,未下传的 P 波更容易被辨识。稍迟被下传的房早一般为正常的 QRS 波形态,较早的房早下传后可能形成部分或

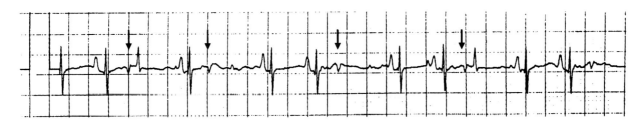

图 11.2　下传房早(黑色箭头)与未下传房早(红色箭头)

完全束支阻滞的 QRS 波(功能失常),不应与室早相混淆(见第 23 章)。

图 11.3 是一例新生儿的心电图,每隔一个 P 波有一房早且未下传(红色箭头)。这种节律也叫作未下传的房早二联律,应与 2:1 房室阻滞 (见第 28 章)相鉴别。通过观察 P 波提前出现及与窦性 P 波形态不同来区分。同时,需注意不要与年长儿童常见的心电图 V₂、V₃ 导联中有切迹的 P 波相混淆(见第 4 章)。

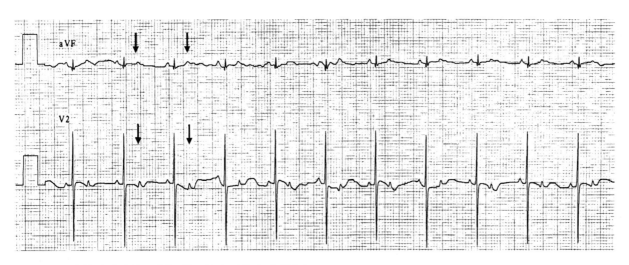

图 11.3　一例新生儿房早二联律,伴 P 波未下传(红色箭头)

房早或偶发或有规律地出现。如果规律地出现每三次窦性搏动之后有一次房早,则称为四联律,见图 11.4。该心电图显示房早均未下传。

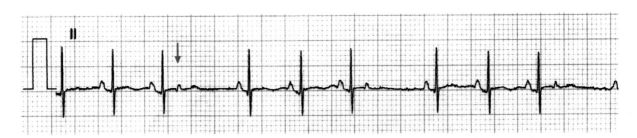

图 11.4　房早四联律,伴 P 波未下传

若房早规律地出现在两个窦性搏动之后,则称为三联律,见图 11.5。

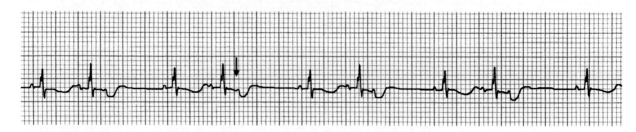

图 11.5 房早三联律

图 11.6 为一例早产新生儿的心电图,所有的房早均下传(红色箭头)且随后一个正常的 QRS 波。在年长儿童中,这种模式需要与呼吸性窦性心律不齐区分(见第 4 章)。

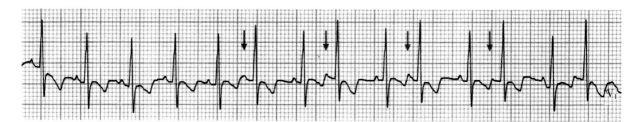

图 11.6 一例早产新生儿的房早(红色箭头)

图 11.7 显示同一患儿各异的房早,房早未下传(红色箭头),下传了但伴随束支阻滞 QRS 波形(第一个黑色箭头),下传且大致正常的 QRS 波(第二个黑色箭头),这些变异均基于早搏提前程度的细微区别。

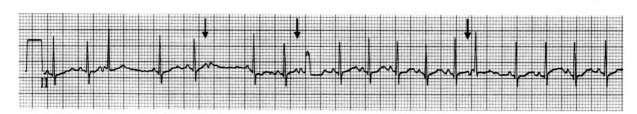

图 11.7 同一新生儿房早伴房内差异性传导

房早在心脏手术后很常见,但对血流动力学影响不明显。图 11.8 显示并存下传(黑色箭头)和未下传(红色箭头)的房早,形成了相互交替的心动过缓和心动过速。

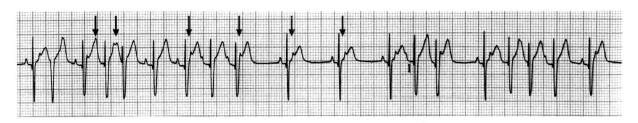

图 11.8　心脏术后部分房早未下传

（韩玲　吕震宇　译）

主要参考文献

Dickinson DF. The normal ECG in childhood and adolescence. *Heart* 2005;**91**:1626–30.

第 **12** 章 房室折返性心动过速

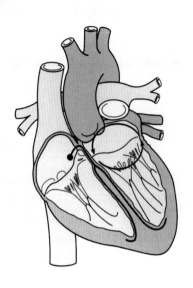

　　各年龄段儿童,尤其是婴儿,顺向型房室折返性心动过速是最常见的心动过速类型（这里的顺向是指在房室折返环路中,冲动由房室结前传至心室）。心动过速的基础是由于心房肌与心室肌之间存在肌性旁路连接。而折返环路包括房室结、心室、旁路以及心房。旁路可位于房室交界区的任何位置,但最常见的位置是左心二尖瓣环的侧壁。大多数情况下,冲动经旁路逆传,故我们在窦性心律以及心动过速时看到的 QRS 波形正常。极少数情况下,冲动经旁路前向传导,这时在窦性心律下表现为心室预激(见第 13 章)。

心电图诊断

　　房室折返性心动过速的心电图诊断通常是非常简单的。通常 QRS 波形态及时限正常,但是也可能由于频率依赖性阻滞,QRS 波形态表现为束支阻滞形态(见第 5 章)。心动过速的心率通常取决于年龄,小婴儿通常为 300 次/分左右,幼儿为 250 次/分左右,年长儿为 200 次/分左右。可以看到,随着年龄的增长,心动过速的心率减慢,这是由于随着心脏的发育长大,环路相应变长,周长增加。同一名儿童,不同次的心动过速发作,心率通常是一致的。图 12.1 为一例新生儿的心电,其心率是 290 次/分左右,并且 QRS 波形态正常。在 V_1 导联可看到清晰的 P 波(心电图记录中为 C1,红色箭头)。

　　如果我们更仔细地观察 V_1 导联(图 12.2)ST 段,可清楚地看到 P 波距离前一个 QRS 波更近。也就是说,这是短 RP 心动过速(见第 5 章)。P 波通常在 V_1 导联中更容易看到,但在其他导联中也可能更加清晰,所以记录 12 导联心电图是必要的。

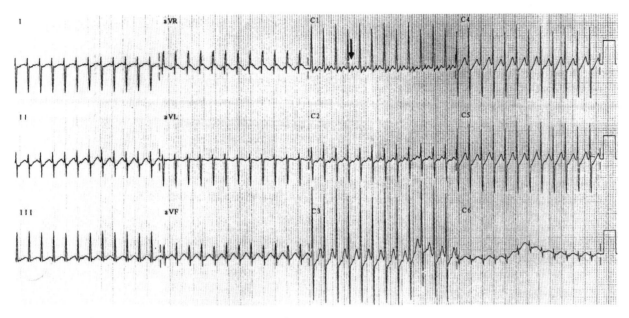

图 12.1　一例新生儿的房室折返性心动过速,V₁(C1)导联可见 P 波(红色箭头)

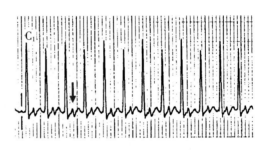

图 12.2　同一例新生儿心电图的 V₁ 导联,示短 RP 性心动过速(箭头示 P 波)

　　P 波有时不易找到,但如果仔细分析,大多数还是可以辨别的。刚才提过,P 波通常在 V₁ 导联中最清晰,但有时在 II 导联、III 导联或其他导联中看到 P 波紧随 QRS 波之后。在图 12.3 中,III 导联 P 波就叠加在 ST 段内(红色箭头)。

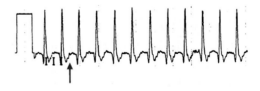

图 12.3　P 波重叠在 ST 段上(红色箭头)

　　图 12.4 是另一例新生儿房室折返性心动过速的心电图,心率大于 300 次/分,窄 QRS 波(QRS 波宽度约为 40ms)。P 波在 III 导联(黑色箭头)及 V₁ 导联中可清晰辨认(红色箭头)。

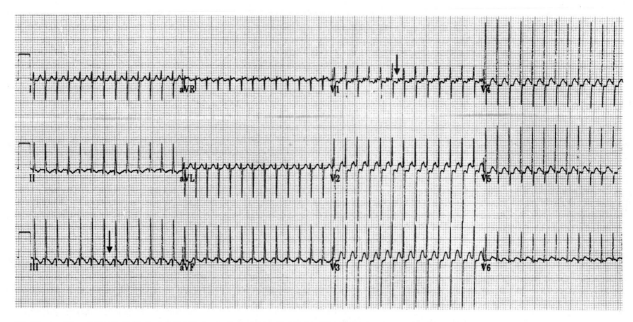

图 12.4　另一例新生儿的房室折返性心动过速,Ⅲ导联可见 P 波(黑色箭头),V₁ 导联可见 P 波(红色箭头)

对图 12.4 中的小婴儿应用腺苷后其心动过速终止，在该过程中连续记录心电图是非常重要的(图 12.5)。腺苷可引起房室阻滞:可看到心动过速终止于一个没有下传的 P 波(第一个黑色箭头)，随后的第一个窦性节律提示心室预激(红色箭头)，随后的三个 QRS 波为交界性的，其后紧随逆传的 P 波，形态与心动过速类似，证实该 P 波通过旁路逆传而来 (第二个黑色箭头)。随着腺苷的代谢，窦性节律恢复，最后的 5 个窦性节律又表现为心室预激。这些都提示存在旁路。

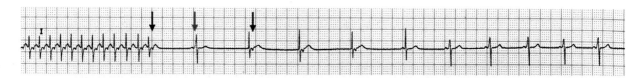

图 12.5　一例婴儿的房室折返性心动过速被腺苷终止后出现房室阻滞、交界区逸搏、显性预激

婴儿期的房室折返性心动过速通常持续时间较长并需要治疗。年长儿童的心动过速则通常为阵发性的,常可自行终止致难以记录。24 小时动态心电图常无助于诊断,除非心动过速发作特别频繁。发作期的心电图描记是非常有用的。图 12.6 是一例 10 岁男童心悸时的心电图,据此心电图无法明确进一步的诊断。对于房室折返性心动过速或房室结折返性心动过速(见第 16 章),12 导联心电图中是否存在 ST 段压低有助于鉴别诊断。ST 段压低倾向于房室折返性心动过速的诊断,而无 ST 段压低倾向于房室结折返性心动过速的诊断。P 波的位置也具有重要意义。该患儿最终依靠心脏电生理检查诊断为房室折返性心动过速,并行导管消融术。

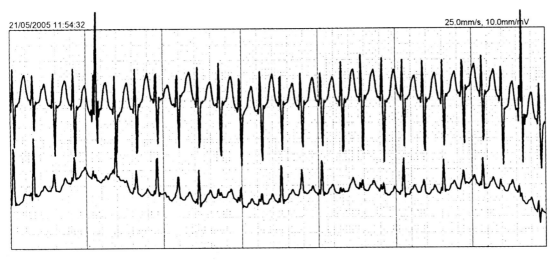

图 12.6　一例 10 岁男童的心动过速心电图,经心脏电生理诊断为房室折返性心动过速

房室折返性心动过速中 QRS 波形态通常是正常的,但在心动过速发作起始时最初几个心搏中,可能看到频率依赖的左束支或右束支阻滞 (图 12.7)。

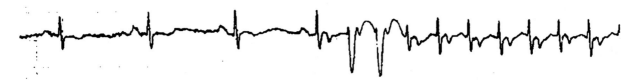

图 12.7　房室折返性心动过速发生时出现几次频率依赖的宽 QRS 波(左或右束支阻滞)

婴儿或儿童也可表现为持续的束支阻滞形态——可能为此前已存在的,可能为频率依赖的(见第 5 章)。图 12.8 为一例新生儿 12 导联心电图,尽管

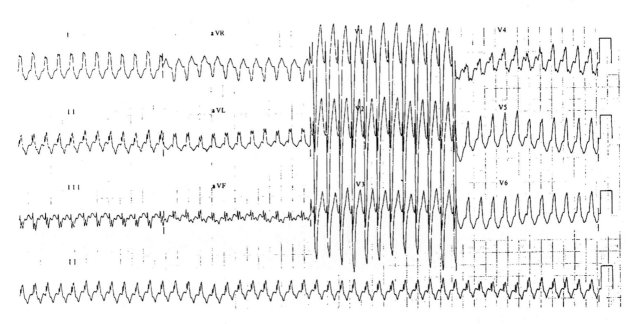

图 12.8　一例新生儿的房室折返性心动过速,呈左束支阻滞

新生儿心动过速中持续左束支阻滞并不常见，该病例诊断可能性最大的仍是房室折返性心动过速。鉴别诊断包括来自右室室速、房束折返性心动过速、逆向型房室折返性心动过速(见第 13 章)。室速在该年龄段罕见，而后两者只发生在年长儿童中。

持续的束支阻滞形态也见于年长儿童。图 12.9 显示的是一例诊断为房室折返性心动过速的 8 岁儿童的心电图，QRS 波形态为典型右束支阻滞图形。鉴别诊断包括合并右束支阻滞的其他类型室上速、逆向型房室折返性心动过速、左室室速(见第 5 章)。若该儿童在其他发作期能记录到正常 QRS 波心动过速图形，则可除外左室室速的可能。

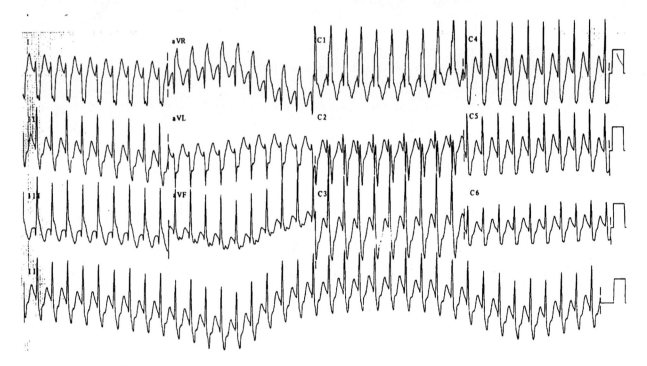

图 12.9　一例房室折返性心动过速伴右束支阻滞

偶尔心电图可表现为伴随着心室率变化的一过性束支阻滞。图 12.10 中可看到心动过速发作开始后的 5 个伴随左束支阻滞的图形。随着束支阻滞的消失，心动过速的周期缩短(即心率增加)，这一现象明确表明旁路位于束支阻滞的同侧(对侧的束支阻滞不会影响心率)。

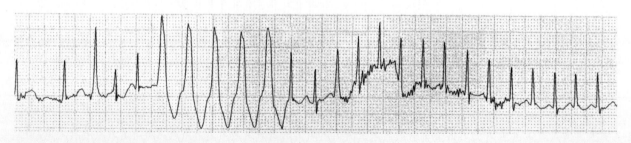

图 12.10　一例伴同侧束支阻滞的房室折返性心动过速

鉴别诊断

婴儿期房室折返性心动过速的诊断通常较容易,通常表现为心力衰竭及心率超过 270 次/分(早产儿中偶有轻微减低)。需通过心电图(见第 5 章)与无休止性交界区心动过速及房速相鉴别,房速应用腺苷或不应用腺苷的情况下均可表现为不同程度的房室阻滞(见第 6 章)。年长儿童需要同房室结折返性心动过速鉴别(见第 16 章)。因两者对腺苷均较敏感,但若想进一步行导管消融术,需对两者进行鉴别。

治疗

婴儿

对于无休止性房室折返性心动过速,首要目的为转复窦性心律。对于新生儿,应用腺苷 150~250μg/kg 通常都可转复窦律,偶尔需要追加剂量。过去常用的冰水或冰袋冷敷面部的方法通常对小婴儿也是有效的。但注意避免伤及眼球,眼球压迫需慎重。维拉帕米禁用于小婴儿。

但对于小婴儿,短期内房室折返性心动过速复发的风险较高,故常需要预防性口服抗心律失常药物。过去通常口服地高辛或 β-受体阻滞剂,但这些药物效果通常都欠佳。且所有针对小婴儿的抗心律失常药物疗效的文献报道都是回顾性的、非对照性的观察研究,其治疗作用难以评估。目前还有一些新药如氟卡尼或胺碘酮,其作用可能更加有效,但需要有经验的医生使用。预防性用药常口服 6~12 个月,之后大部分患儿都不会再出现房室折返性心动过速复发,若再发作房室折返性心动过速可参考儿童的处理。心电图持续的心室预激形态常预示再次发作的可能性较大。

儿童

终止大龄儿童的心动过速可尝试迷走神经刺激,比如 Valsalva 动作或按摩颈动脉窦法。若无效,可应用 100~250μg/kg 腺苷或者 100~300μg/kg 维拉帕米,通常会转为窦律。

若大于 5 岁儿童存在多次的无休止性心动过速,远期能自然缓解的可能性极小。房室折返性心动过速并非恶性心律失常,是否需要进一步的治疗取决于发作的频率、严重程度及发作时间。若心动过速不频发,持续时间短,很容易控制或常自行转复,无需任何治疗。否则需要长期应用抗心律失常药物(非长久之计)或行导管消融术(见第 39 章)。一般来讲,如果房室折返性心动过速发作的儿童,恢复窦律时的心电图有预激波,是电生理检查判断是否行导管消融的适应证。

(戴辰程　译)

主要参考文献

Delacretaz E. Supraventricular tachycardia. *N Engl J Med* 2006;**354**:1039–51.

Gilljam T, Jaeggi E, Gow RM. Neonatal supraventricular tachycardia: outcomes over a 27-year period at a single institution. *Acta Paediatr* 2008;**97**:1035–9.

Jaeggi ET, Gilljam T, Bauersfeld U, et al. Electrocardiographic differentiation of typical atrioventricular node reentrant tachycardia from atrioventricular reciprocating tachycardia mediated by concealed accessory pathway in children. *Am J Cardiol* 2003;**91**:1084–9.

Tortoriello T, Snyder C, O'Brian Smith E, et al. Frequency of recurrence among infants with supraventricular tachycardia and comparison of recurrence rates among those with and without preexcitation and among those with and without response to digoxin and/or propranolol therapy. *Am J Cardiol* 2003;**92**:1045–9.

Weindling SN, Saul JP, Walsh EP. Efficacy and risks of medical therapy for supraventricular tachycardia in neonates and infants. *An Heart J* 1996;**131**:66–72.

Wong KK, Potts JE, Etheridge SP, et al. Medications used to manage supraventricular tachycardia in the infant. A North American survey. *Pediatr Cardiol* 2006;**27**:199–203.

第 13 章　预激综合征

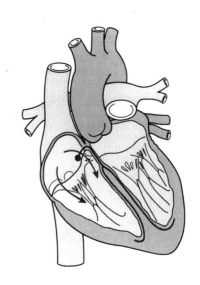

　　Wolff-Parkinson-White(WPW)综合征又称预激综合征,表现为窦性心律时心室预激,合并阵发性心动过速。单纯的心室预激(不合并阵发性心动过速)更适合称为 WPW 波形。其病理基础是由于存在附加的肌性房室连接(旁路),通常为心房肌与邻近心室肌之间的短的肌束连接。它通常较小且可能存在于房室瓣环的任何位置,左侧、右侧或间隔侧。大部分旁路只有一条,有的患者不止一条,多见于右侧旁路。

　　预激综合征最常见的心动过速为顺向型房室折返性心动过速 (见第 12 章),但也可表现为逆向型房室折返性心动过速及房颤(见下文)。

　　除了以下提及的极少数心律失常外,心室预激仅在窦性心律时显现。冲动经正常传导束及旁路两条途径下传,共同引起心室肌激动。心室预激通常是持续存在的,有时为间歇性的或潜在的(即只有房室结功能被抑制时才显现)。

心电图诊断

　　心室预激的特征性标志是短 PR 间期,QRS 波宽大,其起始处有 δ 波(正向 QRS 波升支粗钝)。图 13.1 中应用维拉帕米后房室折返性心动过速终止,该药物影响房室结传导,而不影响旁路传导。心动过速时 QRS 波形态正常,这是由于所有的心室激动来自希氏束,心室至心房的逆向传导经旁路,由此完成折返环路。当心动过速终止、恢复窦性心律后,可见到明显的心室预激——可对比正常传导(黑色箭头)和预激时(红色箭头)的 PR 间期、QRS 波形态。

　　心室预激的程度在不同患者中常不一致,有的表现非常清晰,而有的则非常隐匿。通常由于左侧旁路距离窦房结较远,而冲动需要较长的时间到达左房,所以左侧旁路预激通常较为隐匿(图 13.2),而右侧旁路则通常比较清晰(显著的 δ 波)(图 13.3)。

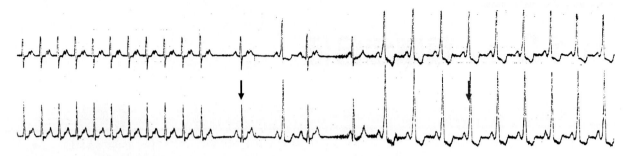

图 13.1 维拉帕米终止房室折返性心动过速,间断心室预激(红色箭头)及正常传导(黑色箭头)

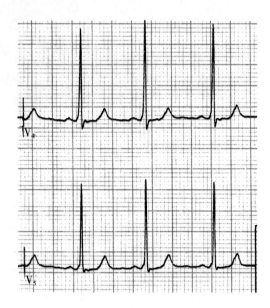

图 13.2 左侧旁路心室预激心电图(δ波较隐匿)

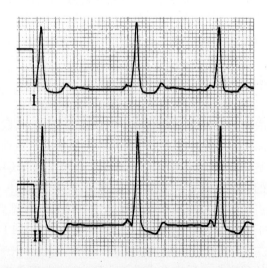

图 13.3 右侧旁路心室预激心电图(δ波较明显)

　　心室预激的形态由旁路的位置决定。图 13.4 显示为右侧旁路,右室提前激动使左室激动貌似变晚,故心电图呈现左束支阻滞图形(见第 5 章)。

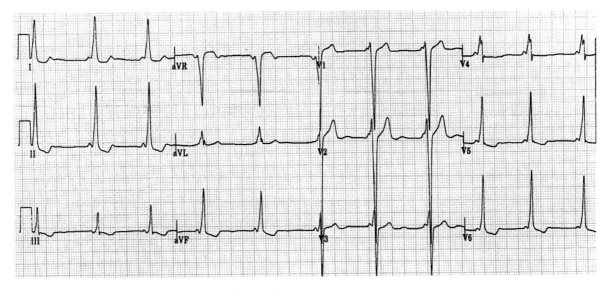

图 13.4 右侧旁路的预激综合征心电图呈左束支阻滞

图 13.5 为左侧旁路,表现为 $V_1 \sim V_3$ 中以 R 波为主,心室预激 不太明显,这是左侧旁路比较普遍的特征,因为心房激动传导至左侧旁路的时间较房室结长。

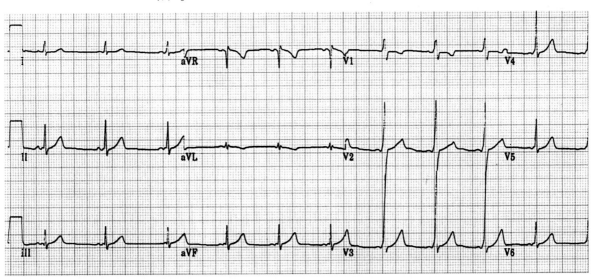

图 13.5 左侧旁路的预激综合征心电图,$V_1 \sim V_3$ 以 R 波为主,预激波不明显

图 13.6 中,旁路距离正常房室传导通路较近,即所谓右中间隔或右前间隔位置——若行导管消融术有潜在危险性。一些文献指南中有依据 12 导联心电图判断旁路位置的方法,但没有非常准确的方法。

预激综合征最常见的心动过速通常为顺向型房室折返性心动过速(见第12 章)。心动过速时 QRS 波通常正常,当然也可能出现一过性或持续的束支阻滞图形(见第 5 章)。心室预激波形只有在窦性心律时才会显现。前向型房室折返性心动过速的紧急处理包括迷走神经刺激及静推腺苷。

仅少数预激综合征患者会出现逆向型房室折返性心动过速,这通常是由于存在不止一条旁路,多旁路常见于右侧旁路,这时冲动由旁路前传,由希氏

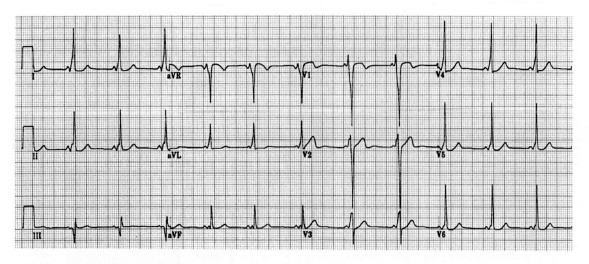

图 13.6 中间隔旁路的预激综合征心电图

束或另外一条旁路逆传。逆向型房室折返性心动过速极少见于婴儿,通常仅
见于年长儿童。

逆向型房室折返性心动过速通常节律规则,QRS 波宽大、畸形,表现为
非常明显的心室预激波形,P 波难以分辨。图 13.7 为右侧旁路,表现为左束支
阻滞图形,QRS 波升支粗钝。逆向型房室折返性心动过速中,若冲动经由房
室结逆传,通常可由静推腺苷而终止;但若存在两条旁路则需要静脉应用氟
卡尼或电复律。

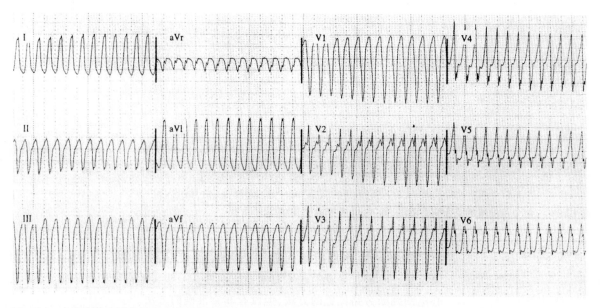

图 13.7 右侧旁路介导的逆向型房室折返性心动过速

少数逆向型房室折返性心动过速由左侧旁路参与。我们推断左侧旁路
可能为近似右束支阻滞的 QRS 波,QRS 波升支粗钝,见图 13.8。

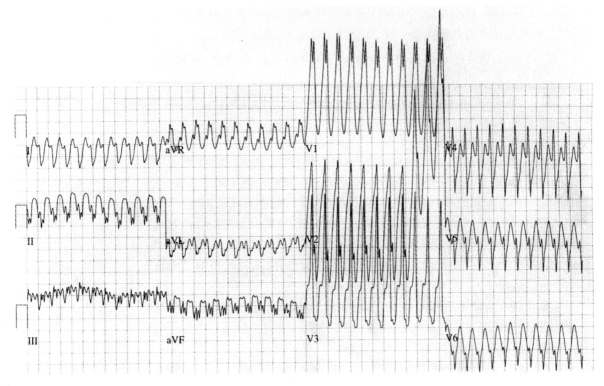

图 13.8 左侧旁路介导的逆向型房室折返性心动过速

还有一类极少出现但通常是极危险的情况,即预激综合征合并房颤。这种情况在儿科中极少发生,但在旁路不应期较短的患者中存在晕厥以及猝死的风险。与之前我们看到的心室预激不同,在有心室预激的房颤患者中,QRS 波非常宽大,这是由于冲动全部由旁路下传所致且节律不规则(图 13.9)。

顺向型房室折返性心动过速常可蜕化为房颤(图 13.10)。

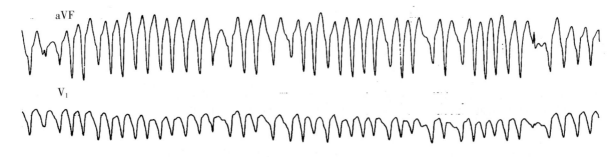

图 13.9 预激合并房颤,心室率不规整

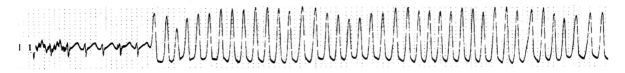

图 13.10 顺向型房室折返性心动过速蜕化为房颤

若心室率极快,则不规则节律难以辨认。预激综合征合并房颤常被误认为室速,但所幸两者的处理方法一致,均需同步电复律。若经电复律转复窦性心律后出现 QRS 预激波形,可证实该诊断。但需要注意的是,这时要避免应用地高辛,因为其可诱发心室颤动。

治疗

预激综合征长期治疗策略需根据患儿心动过速情况、临床状态及患儿的年龄来决定。无论有无心室预激,房室折返性心动过速的处理原则均一致。小婴儿可应用的抗心律失常药物,包括β-受体阻滞剂、氟卡尼及胺碘酮,后两者被认为更加有效。药物的选择取决于医生的喜好、经验及目前的临床表现和状态。地高辛曾被认为应用于心室预激患者理论上存在风险,但是需要说明的是,地高辛对此类患者没有明显的抗心律失常作用,所以可能根本没有任何应用的适应证。

年长儿童可选择导管消融术(见第 39 章)。其成功率较高且可免去长期服药的负担。逆向型房室折返性心动过速及心室预激合并房颤是心脏电生理检查以及导管消融的绝对适应证。

对于无临床症状的预激综合征(无症状性预激综合征)是否需要导管消融治疗存在较多争议。在消融操作风险与不进行消融治疗可能出现不良事件的两者之间,医生常需要作出权衡,最终在与父母及患儿讨论病情后,作出个体化选择。基于无创或有创电生理检查的"危险分层"获益很小或几无获益,因此为了解旁路特性不应作为心脏电生理检查的指征。

(戴辰程 译)

主要参考文献

Campbell RM, Strieper MJ, Frias PA, et al. Survey of current practice of pediatric electrophysiologists for asymptomatic Wolff–Parkinson–White syndrome. *Pediatrics* 2003;**111**:e245–7.

Dubin AM, Collins KK, Chiesa N, et al. Use of electrophysiologic testing to assess risk in children with Wolff–Parkinson–White syndrome. *Cardiol Young* 2002;**12**:248–52.

Fox DJ, Klein GJ, Skanes AC, et al. How to identify the location of an accessory pathway by the 12-lead ECG. *Heart Rhythm* 2008;**5**:1763–6.

Moss AJ. History of Wolff–Parkinson–White syndrome: introductory note to a classic article by Louis Wolff, M.D., John Parkinson, M.D., and Paul D. White, M.D. *Ann Noninvasive Electrocardiol* 2006;**11**:338–9.

Munger TM, Packer DL, Hammill SC, et al. A population study of the natural history of Wolff–Parkinson–White syndrome in Olmsted County, Minnesota, 1953-1989. *Circulation* 1993;**87**:866–73.

Wellens HJ, Rodriguez LM, Timmermans C, et al. The asymptomatic patient with the Wolff-Parkinson-White electrocardiogram. *Pacing Clin Electrophysiol* 1997;**20**:2082–6.

第 **14** 章 无休止性交界区反复性心动过速

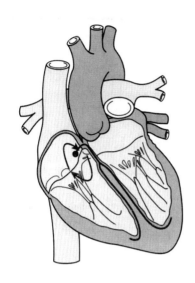

　　巴黎的 Philippe Coumel 医生最早报道了无休止性交界区反复性心动过速 (PJRT)。PJRT 是一种罕见类型的顺向型房室折返性心动过速，经房室结前传，经具有递减传导特性的隐匿性旁路 (通常正位于冠状窦口前部) 逆传。这种特性意味着极易发生 PJRT。PJRT 常发生于各年龄段的儿童，甚至是胎儿期，但多数病例在幼年期发病。虽然 PJRT 易于诊断，但常常因持续不断的心动过速而导致心动过速性心肌病。心动过速的频率因人而异，差别很大，范围从新生儿 300 次/分的心率到无症状患儿 150 次/分或更慢的心率。PJRT 患儿很少合并结构性心脏病。

心电图诊断

　　PJRT 心电图的表现可用其发生的机制来解释。在心电图中，各年龄段儿童的 QRS 波形态正常，P 波清晰可见伴房室 1:1 传导。P 波与其下传的 QRS 波很接近，故属于一种长 RP 心动过速。因为心房最先激动部位位于右房下部，故其特征是 Ⅱ、Ⅲ、aVF 导联 P 波呈深的倒置，如图 14.1 (黑色箭头)。这是一例新生儿的心电图，心率为 240 次/分左右。

　　图 14.2 病例中，倒置 P 波与 T 波重叠，增加了诊断难度。长 RP 心动过速的鉴别诊断包括窦速、局灶性房速 (见第 5 章)。窦速的 P 波电轴正常，而房速的 P 波形态多种多样，且与 PJRT 的 P 波形态极少相同。

　　图 14.3 是另一例年长儿童的心电图，表现与上述 PJRT 心电图表现相同。

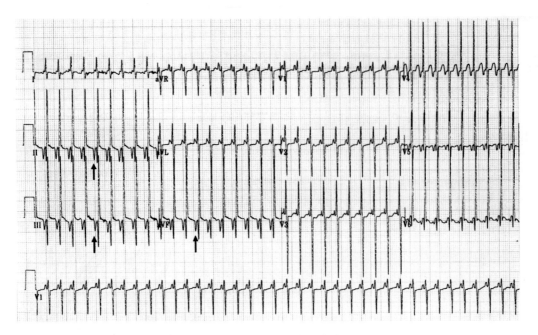

图 14.1　一例新生儿的 PJRT,Ⅱ、Ⅲ、aVF 导联可见逆 P 波(黑色箭头)

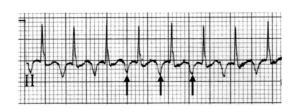

图 14.2　一例 PJRT 患儿的Ⅱ导联心电图,逆行 P 波重叠在 T 波上(红色箭头)

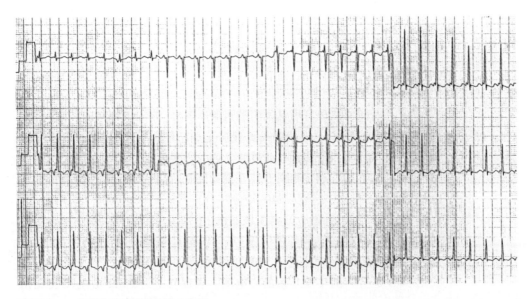

图 14.3　一例较大儿童 PJRT 的心电图

如果诊断遇到困难,腺苷的应用有助于鉴别诊断。由于 PJRT 是折返性心动过速,房室结作为其折返环的一部分,所以腺苷可使之终止。在 PJRT 终止前,心率常常先减慢,心动过速终止于旁路逆传中断(QRS 波后无逆传 P

波)(图 14.4)。一旦腺苷失效,PJRT 常在终止后几秒内再次复发。

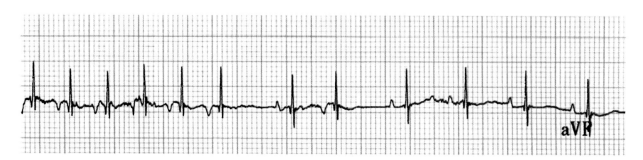

图 14.4　腺苷终止 PJRT 的心电图的变化(QRS 波后无逆传 P 波)

治疗

　　就诊时患儿的年龄和临床情况影响治疗策略。抗心律失常药物最常用于婴幼儿。左室功能严重受损时,药物治疗可能应选择胺碘酮。若左室功能正常时,氟卡尼或普罗帕酮通常是有效的。虽然 β-受体阻滞剂和地高辛无效,但也有报道口服维拉帕米成功的病例。虽然用药后动态心电图记录中出现间断心动过速的心率变慢仍可认为药物有效,但是药物治疗的目的是抑制 PJRT。一旦心动过速得到控制或抑制,心室功能将会好转,并通常恢复正常。

　　PJRT 自愈者并不常见,但据报道随访期患儿中有高达 20% 的病例自愈。对于大多数患儿而言,这是一个长期存在的问题,通常推荐经导管消融术治疗。虽然导管消融术治疗较小患儿的成功率较低,但射频消融术或冷冻消融术的总体治愈率很高。

(万征 齐欣 译)

主要参考文献

Dorostkar PC, Silka MJ, Morady F, et al. Clinical course of persistent junctional reciprocating tachycardia. *J Am Coll Cardiol* 1999;**33**:366–75.

Drago F, Silvetti MS, Mazza A, et al. Permanent junctional reciprocating tachycardia in infants and children: effectiveness of medical and non-medical treatment. *Ital Heart J* 2001;**2**:456–61.

Gaita F, Montefusco A, Riccardi R, et al. Cryoenergy Catheter Ablation: A new technique for treatment of permanent junctional reciprocating tachycardia in children. *J Cardiovasc Electrophysiol* 2004;**15**:263–8.

Lindinger A, Heisel A, Von Bernuth G, et al. Permanent junctional re-entry tachycardia: a multicenter long-term follow-up study in infants, children and young adults. *Eur Heart J* 1998;**19**:936–42.

Vaksmann G, D'Hoinne C, Lucet V, et al. Permanent junctional reciprocating tachycardia in children: a multicentre study on clinical profile and outcome. *Heart* 2006;**92**:101–4.

van Stuijvenberg M, Beaufort-Krol GC, Haaksma J, et al. Pharmacological treatment of young children with permanent junctional reciprocating tachycardia. *Cardiol Young* 2003;**13**:408–12.

第 **15** 章　房束折返性心动过速

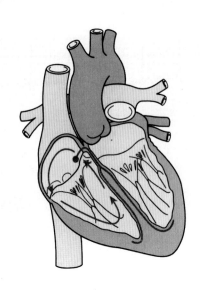

　　房束折返性心动过速是室上速很少见的一种形式。过去曾被误称为 Mahaim 旁路介导的心动过速,这与更早命名的 Mahaim 旁路容易混淆。目前认为这是逆向型房室折返的一种少见形式。该心律失常的基质是位于三尖瓣环右侧壁的房室连接,被称为是连接右心房与右束支的房束支(束支性连接)。因此,与连接心房与心室的较短的肌性连接不同,后者为普通的预激房室旁路。尚缺乏此类旁路的组织学证据,但其很可能与所谓的肯特束相似。肯特束曾被认为(很可能不正确)是引起预激综合征的基质。这种房束旁路的基质在解剖学上常见,但其具有各种少见的电生理表现。该房束旁路具有房室结样的电生理特征,在常规心脏电生理检查时存在递减传导并对腺苷敏感。房束旁路有时与三尖瓣的 Ebstein 畸形有关,且与经典的旁路可共存。

　　房束折返性心动过速是逆向型房室折返的一种少见类型(见第 13 章)。该心动过速的折返环通过异常连接右心房与右束支远端的房束旁路为前向型传导,以希氏束和房室结为逆向传导而激动右心房。结果心动过速发生时 QRS 波形态总是宽大、畸形。由于心动过速折返中前传最早激动右束支,QRS 波呈左束支阻滞的图形。

心电图诊断

　　窦性心律时心电图表现多为正常,不伴显性预激的任何图形。如上所述,心动过速发生时的心电图总表现为左束支阻滞伴电轴左偏的图形 (图 15.1)。与一般预激综合征时介导的心动过速不同,心电图表现为 QRS 波快速除极,相反其更像典型的左束支阻滞图形,心率为 205 次/分。

　　该宽 QRS 波心动过速需要与呈左束支阻滞的其他心动过速进行鉴别。鉴别诊断包括室上速或预激伴心率相关性左束支阻滞、右侧旁路前传的逆向型房室折返性心动过速以及源于右室的室速。后两种心动过速有着不同的

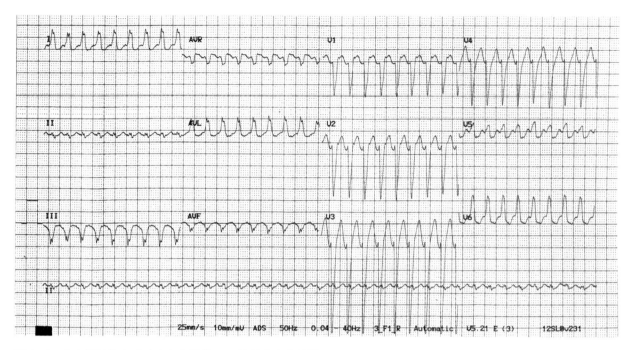

图 15.1 房束折返性心动过速心电图的 QRS 波呈左束支阻滞

QRS 波形态(见第 5 章)。首次遇到这些心电图特征性表现的儿童,较难确定是房束折返性心动过速还是室上速伴左束支阻滞。如果心动过速伴正常的 QRS 波,可作出非房束折返性心动过速的诊断。如果记录的多次心动过速发生时的心电图都显示左束支阻滞的形态,房束折返性心动过速的可能性大。

图 15.2 是一例 14 岁女孩的心电图,其心动过速时的 QRS 波是左束支阻滞图形,心室率为 170 次/分。该图中 P 波不清晰,电轴左偏。临床中房束折返性心动过速更常发生在青少年而不是年龄更小的儿童,女童更多见。

图 15.3 是一例 9 岁女孩的心电图,心动过速时的心率为 225 次/分,电轴右偏。

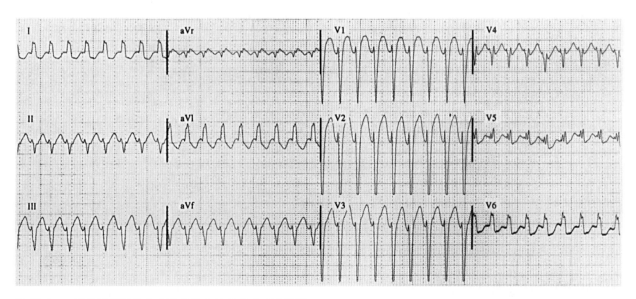

图 15.2 一例房束折返性心动过速的 QRS 波呈左束支阻滞

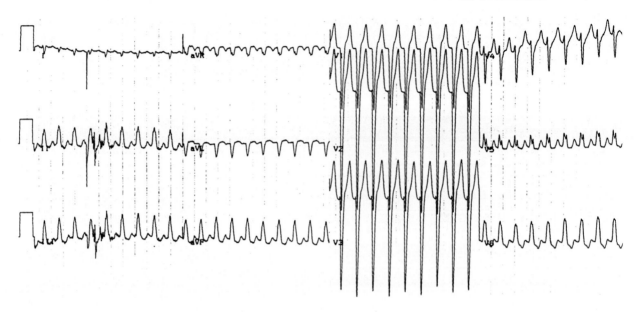

图 15.3 一例 9 岁女童,心动过速伴电轴右偏

治疗

房束折返性心动过速对腺苷敏感。从长远的预后来看,因很少有药物能长期有效控制其不发生心动过速而改善预后,因此行房束旁路的射频导管消融术为临床最佳治疗方案。在心电图上可在旁路所在部位记录到高频尖锐的峰电位,其形态与希氏束电位十分相似,记录到这种特殊电位时则可确诊这种异常旁路连接的诊断。而且在该部位进行消融放电时,能有效打断房束旁路,因此根治的概率较高。

(孔记华 郭继鸿 译)

主要参考文献

Aliot E, de Chillou C, Revault d'Allones G, et al. Mahaim tachycardias. *Eur Heart J* 1998; **19**(suppl E): 25–31.

Anderson RH, Ho SY, Gillette PC, et al. Mahaim, Kent and abnormal atrioventricular conduction. *Cardiovasc Res* 1996;**31**:480–91.

Benditt DG, Lü F. Atriofascicular pathways: fuzzy nomenclature or merely wishful thinking? *J Cardiovasc Electrophysiol* 2006;**17**:261–5.

Ellenbogen KA, Vijayaraman P. Mahaim fibers: new electrophysiologic insights into an unusual variant. *J Cardiovasc Electrophysiol* 2005;**16**:135–6.

Klein GJ, Guiraudon G, Guiraudon C, et al. The nodoventricular Mahaim pathway: an endangered concept? *Circulation* 1994;**90**:636–8.

第 16 章 房室结折返性心动过速

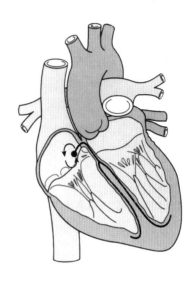

　　房室结折返性心动过速又称交界区折返性心动过速,是儿童室上速第二位常见类型。婴儿及学龄前儿童十分罕见,在少年期的发病率进行性增加。

　　房室结折返性心动过速是一种典型的折返性心律失常,常呈阵发性,可经起搏诱发和终止。将其称为房结折返(atrionodal re-entry)似乎更贴切,因为心律失常的折返环通路常由房室结及其邻近的低位右房构成。尚未证实其解剖学基质,但目前认为房室结下部是慢径路的解剖学基质。

　　房室结折返的患儿通常存在心悸,有时伴有眩晕、气促或颈部发胀。心动过速的发作频率可十分频繁,一天内发作数次。这种发作频率不常见于房室折返性心动过速,很少由旁路引起,后者是另一种重要的室上速。

　　心动过速时心电图显示 QRS 波时限正常。QRS 波规整,心率通常为150~250 次/分。多次的心动过速发作中,心率的变化比房室折返性心动过速更明显。图 16.1 为一例 15 岁男孩的典型发作。QRS 波正常,P 波初始很难识别。

　　虽然房室结折返性心动过速发作时 P 波不易显露,但如果了解哪些导联容易识别,P 波通常可见到。心房与心室的电活动几乎同时发生,因此导致逆行 P 波隐藏在 QRS 波后面。在 V_1 导联 QRS 波后如果有一个向上的次 R'波(红色箭头),在恢复窦性心律后进行同一导联 QRS 波比较有助于诊断。图16.2 显示,窦性心律恢复后原来的小 R'波消失了。

　　图 16.3 为 4 例房室结折返性心动过速的心电图,反复显示该现象。图中所有心电图记录均为 V_1 导联。心动过速时可见一个假性 R'波(上条中的红色箭头),窦性心律时消失。

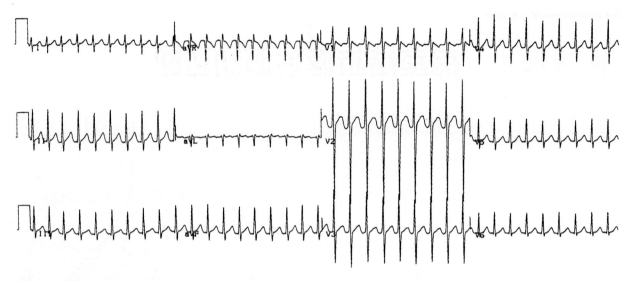

图 16.1　一例 15 岁男孩典型的房室结折返性心动过速的心电图

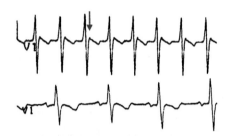

图 16.2　房室结折返性心动过速的心电图与窦律相比，V_1 导联可见 R'波(红色箭头)

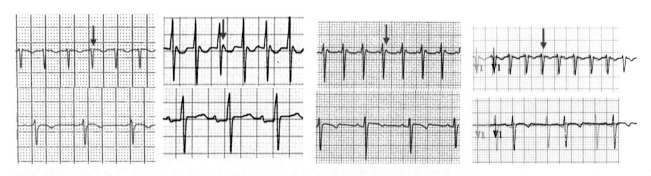

图 16.3　4 例房室结折返性心动过速的心电图的 V_1 导联上的 R'波(红色箭头)，在窦性心律时消失

　　房室结折返性心动过速时的 RP 间期有时有轻度延长，心电图显示下壁及侧壁导联 QRS 波的假 S 波(图 16.4，黑色箭头)。在 V_1 导联中也可见一个向上的 P 波(红色箭头)，但相比图 16.2 和图 16.3 有轻度延迟。这名 14 岁的女孩经心电生理检查证实为房室结折返性心动过速。如果对这些 P 波有怀疑，应在窦性心律恢复后再评价 QRS 波的形态，如图 16.5 所示。

　　房室结折返性心动过速的急诊治疗目标是恢复窦性心律。刺激迷走神经的物理性操作有时有效。此外，经静脉推注腺苷或维拉帕米可终止心动过速。

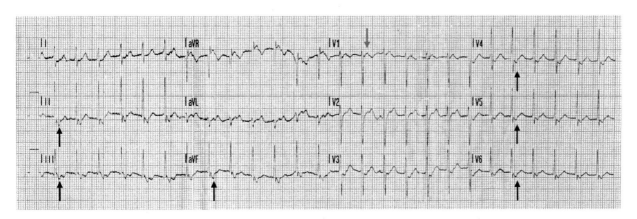

图 16.4　一例房室结折返性心动过速的心电图,下壁及侧壁导联 QRS 波可见假性 S 波(黑色箭头),V_1 导联见 R'波(红色箭头)

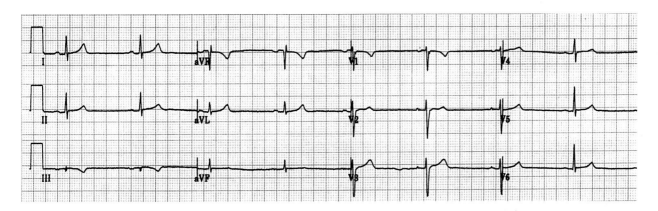

图 16.5　同一患者恢复窦性心律后的心电图

　　长期治疗的选择取决于心动过速的发生频度、严重性和症状的持续时间。如果心动过速发作不频繁、持续时间短并且有自限性,可先观察,而无需特殊治疗。其他治疗方法包括预防性服用抗心律失常药或射频消融术(见第39章)。口服药物可选择 β-受体阻滞剂、维拉帕米或氟卡尼。

　　虽然临床病史和心电图记录可为房室结折返性心动过速的诊断提供依据,但确诊的唯一方法是心电生理检查。这意味着许多病例在电生理检查时,原来的房室结折返性心动过速诊断可被否定。目前很多患儿和家属都会选择介入性检查,这种检查方法能确定诊断并提供根治性治疗。射频消融术(靶目标为沿三尖瓣边缘的慢径路,恰好位于冠状窦口前部)的成功率>90%,发生永久性房室阻滞的危险<1%。慢径路的冷冻消融是一种较新的治疗方法,文献报道该治疗的并发症发生率较低,但复发率较高。

(孔记华　译)

主要参考文献

Collins KK, Dubin AM, Chiesa NA, et al. Cryoablation versus radiofrequency ablation for treatment of pediatric atrioventricular nodal reentrant tachycardia: initial experience with 4-mm cryocatheter. *Heart Rhythm* 2006;**3**:571–2.

Drago F, Grutter G, Silvetti MS, et al. Atrioventricular nodal reentrant tachycardia in children. *Pediatr Cardiol* 2006;**27**:454–9.

Jaeggi ET, Gilljam T, Bauersfeld U, et al. Electrocardiographic differentiation of typical atrioventricular node reentrant tachycardia from atrioventricular reciprocating tachycardia mediated by concealed accessory pathway in children. *Am J Cardiol* 2003;**91**:1084–9.

Katritsis DG, Becker A. The atrioventricular nodal reentrant tachycardia circuit: a proposal. *Heart Rhythm* 2007;**4**:1354–60.

Katritsis DG, Camm AJ. Atrioventricular nodal reentrant tachycardia. *Circulation* 2010;**122**:831–40.

Silka MJ, Kron J, Halperin BD, et al. Mechanisms of AV node re-entrant tachycardia in young patients with and without dual AV node physiology. *PACE* 1994;**17**:2129–33.

第**17**章　交界区异位性心动过速

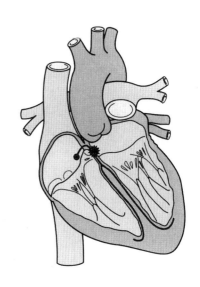

　　交界区异位性心动过速也被称为希氏束介导的心动过速,是一种十分少见的心律失常。该心律失常常见于先天性心脏畸形开胸术后早期并发症(见第31章)。然而,也可以是无结构性心血管异常的婴幼儿及儿童的慢性心律失常(亦被称为先天性或特发性交界区异位性心动过速),可伴有家族史。交界区异位性心动过速属于心动过速的少见形式,被定义为异位性或自律性心律失常,即心脏的一部分由快速起搏点活动触发(在这种情况下邻近希氏束)。术后早期交界区异位性心动过速是由于希氏束附近的组织被牵拉、出血及血肿等造成的组织损伤所致。先天性交界区异位性心动过速的病因不明。新生儿心动过速的频率从150次/分到300次/分不等,术后的频率常>170次/分。

心电图诊断

　　交界区异位性心动过速心电图显示一种少见的形式,P波(红色箭头)慢于QRS波并与QRS波分开,如图17.1所示。一般情况下,患儿QRS波正常,该病例为法洛四联症修复术后,因此QRS波为右束支阻滞。

　　在图17.2中,P波与QRS波分离且清晰可见。心房率约为120次/分(箭头),心室率约为190次/分。

　　术后交界区异位性心动过速的QRS波表现规律。有时先天性交界区异位性心动过速特别是心室率较慢时,QRS波偶尔也表现无规律。该现象由室上性夺获与融合波所致,也见于室速,此部分内容将在第18章中讨论。在图17.3中,P波(黑色箭头)慢于QRS波,并且与QRS波无关。当P波下传心室时,有时会产生一个较早的QRS波,即室上性夺获(红色箭头)。

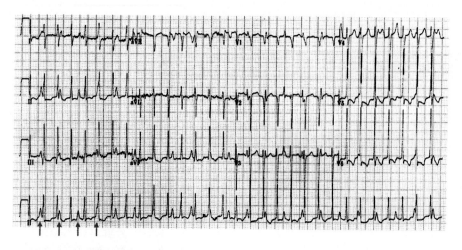

图 17.1　一例法洛四联症术后交界区异位性心动过速的心电图,P 波(红色箭头)频率慢于 QRS 波

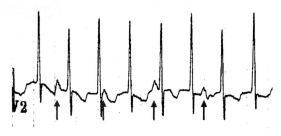

图 17.2　交界区异位性心动过速心电图,P 波与 QRS 波无关,且 P 波慢于 QRS 波

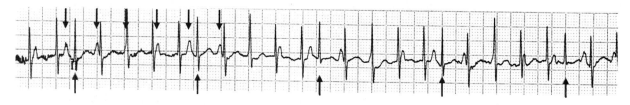

图 17.3　交界区异位性心动过速心电图,可见 P 波与 QRS 波无关(黑色箭头)及 P 波夺获 QRS 波(红色箭头)

　　如果术后交界区异位性心动过速出现 1:1 室房逆传,将很难与其他 1:1 房室关系的心动过速相鉴别。然而,使用腺苷后交界区异位性心动过速产生逆向阻滞则能明确诊断,如图 17.4 所示。图中红色箭头所示为交界区异位性心动过

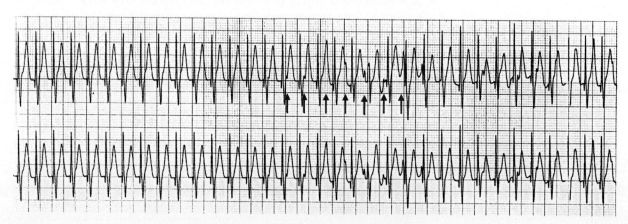

图 17.4　交界区异位性心动过速给予腺苷后,出现与 QRS 波无关的 P 波(红色箭头)

速逆向传导,并可见与 QRS 波无关和清晰的 P波。

交界区异位性心动过速是真正的自律性活动,持续发生并对超速起搏、心脏转复及腺苷等无反应。交界区异位性心动过速的治疗方案应根据临床情况而定。

治疗

先天性交界区异位性心动过速可因心动过速性心肌病而出现心力衰竭,或偶然被发现。常呈无休止发作,应用药物如氟卡尼、普罗帕酮、胺碘酮、地高辛、β-受体阻滞剂及钙离子通道阻滞剂抑制其自律性常无效。治疗常持续数年,心动过速的频率可降低,有时可允许停止治疗。射频消融术或冷冻消融术治疗交界区异位性心动过速也有数例报道,但发生房室阻滞的风险较高,且该心律失常也可能复发。

当交界区异位性心动过速作为术后早期心律失常时,其处理原则一般是尽可能减少药物剂量或撤除变力性药物,治疗发热、镇静及改善血流动力学(见第 13 章)。治疗策略最好是全身降温、同步起搏与静脉滴注胺碘酮联合治疗。选择起搏治疗时以稍高于心动过速的频率起搏心房;双腔起搏治疗时心房与心室反接,使心房和心动过速的频率同步。起搏时需十分小心,要由有临时心外膜起搏经验的人员来操作。术后早期交界区异位性心动过速病程持续3~5 天,之后可停止治疗。其可与完全性房室阻滞共存。

(郭继鸿 译)

主要参考文献

Collins KK, Van Hare GF, Kertesz NJ, et al. Pediatric nonpost-operative junctional ectopic tachycardia medical management and interventional therapies. *J Am Coll Cardiol* 2009;**53**:690–7.

Dodge-Khatami A, Miller OI, Anderson RH, et al. Surgical substrates of postoperative junctional ectopic tachycardia in congenital heart defects. *J Thorac Cardiovasc Surg* 2002;**123**:624–30.

Laird WP, Snyder CS, Kertesz NJ, et al. Use of intravenous amiodarone for postoperative junctional ectopic tachycardia in children. *Pediatr Cardiol* 2003;**24**:133–7.

Janousek J, Vojtovic P, Gebauer RA. Use of a modified, commercially available temporary pacemaker for R wave synchronized atrial pacing in postoperative junctional ectopic tachycardia. *Pacing Clin Electrophysiol* 2003;**26**:579–86.

Mildh L, Hiippala A, Rautiainen P, et al. Junctional ectopic tachycardia after surgery for congenital heart disease: incidence, risk factors and outcome. *Eur J Cardiothorac Surg* 2011;**39**:75–80.

Sarubbi B, Musto B, Ducceschi V, et al. Congenital junctional ectopic tachycardia in children and adolescents: a 20 year experience based study. *Heart* 2002;**88**:188–90.

Villain E, Vetter VL, Garcia JM, et al. Evolving concepts in the management of congenital junctional ectopic tachycardia. A multicenter study. *Circulation* 1990;**81**:1544–9.

Walsh EP, Saul JP, Sholler GF, et al. Evaluation of a staged treatment protocol for rapid automatic junctional tachycardia after operation for congenital heart disease. *J Am Coll Cardiol* 1997;**29**:1046–53.

第 **18** 章　室性心动过速

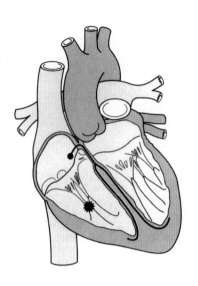

　　儿科临床中室性心动过速(室速)虽然较少见,但它是心动过速非常重要的原因。许多儿科专家和儿科心脏学专家似乎都不愿意对该病作出诊断,部分原因是室速常被认为是一种预后不良的心律失常。如果患儿无晕厥史,无严重的心脏疾病,室速经常被误诊为室上速。

　　"室速"并不能作为最终的诊断,它仅仅是一类具有某些共同特点的各种心律失常的总称。与室速一样,我们不能满足于将室速作为最终诊断。在婴儿、儿童和有先天性心脏病的年轻人中有很多类型的室速。每种类型都有其独特的病因、发生基质、发病机制、心电图改变、预后及治疗反应性。这些类型包括新生儿室速(见第 19 章)、婴儿无休止性特发性室速(见第 20 章)、特发性左室室速(见第 21 章)、特发性右室室速(见第 22 章)、先天性长 QT综合征(见第 25 章)、儿茶酚胺敏感性多形性室速(见第 26 章)及术后晚期室速(见第 32 章),每一种类型分别在相应章节中介绍。本章将介绍室速的一些共同特点。

心电图诊断

　　室速定义为连续 3 个或 3 个以上起源于心室的搏动,且心率≥120 次/分(成人>100 次/分)的心律失常。在上述情况下,如果心室率较低,则称为心室自主心律。体表心电图显示 QRS 波形态与窦性心律的 QRS 波形态不同,并且较窦性心律的 QRS 波宽大。需要注意的是,在某些病例中,QRS 波的宽度不一定超过同年龄段的正常范围,在一些新生儿中 QRS 波可能<100ms。图18.1 和图 18.2 均为新生儿心电图,图 18.1 证实是特发性新生儿室速(见第19 章),图 18.2 为高钾血症。

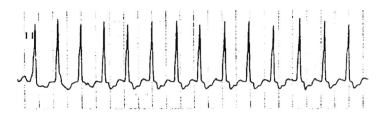

图 18.1　新生儿特发性室速

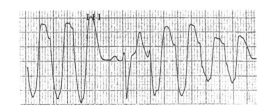

图 18.2　新生儿因高钾血症出现室速

如果室速发作持续时间超过 30s,则称为持续性室速;小于 30s 则为非持续性室速。室速分为单源性室速和多形性室速。单源性室速的心电图表现恒定(包括 QRS 波形态、电轴等),大多数室速为单源性。多形性室速常见于长 QT 综合征(见第 25 章)及儿茶酚胺敏感性多形性室速(见第 26 章)。

图 18.3 显示 11 个非持续性的单源性室速,同时也显示了一个非常普遍而且有意义的心电图特征,即房室分离。箭头所指为 P 波位置,表明心房中窦性心律持续存在,不受室速的影响。

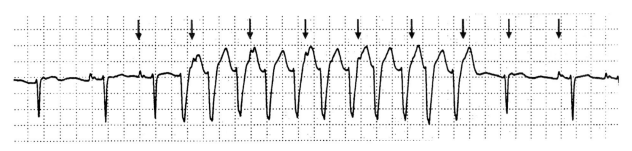

图 18.3　非持续性单源性室速伴房室分离,P 波持续存在(红色箭头)

图 18.4 为一例 11 岁扩张型心肌病患儿的心电图,显示持续性心动过速,QRS 波轻度增宽并且规律出现,期间清晰可见较慢的分离的 P 波(箭头)。

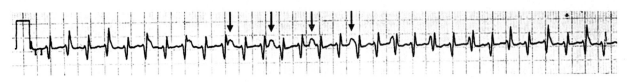

图 18.4　一例扩张型心肌病患儿室速的心电图,可见较慢且分离的 P 波(红色箭头)

多数室速患儿心电图中可见分离的 P 波(逆向传导阻滞),但是心室率较快时,P 波通常不易被发现。图 18.5 中 V₁ 导联记录的心电图中显示心室率非常快,导致 P 波很难辨认。然而图中出现的非规律的高尖 T 波(红色箭头)强烈提示房室分离。

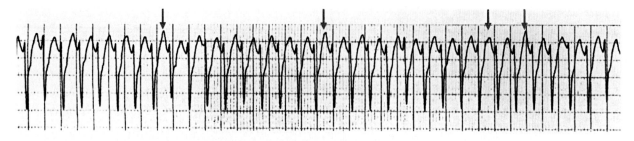

图 18.5　室速时 V₁ 导联心电图,可见不规律出现的高尖 T 波提示有房室分离(红色箭头)

心电图中可能还有其他一些房室分离的证据。在心室率较慢时,可见室性融合波和室上性夺获。如果提前出现的 P 波在特定时间到达,窦性夺获可产生一个提前出现的正常 QRS 波。图 18.6 是一例新生儿的心电图,显示每个 QRS 波之后紧跟一个 1:1 逆向传导的 P 波(黑色箭头)。当逆向传导失败时,逆向 P 波消失,随后窦性 P 波顺向传导,产生一个室上性夺获,该夺获出现的时间早于下一个将要出现的室速搏动,从而产生一个正常 QRS 波(第一个红色箭头)。之后分离的 P 波明显可见。

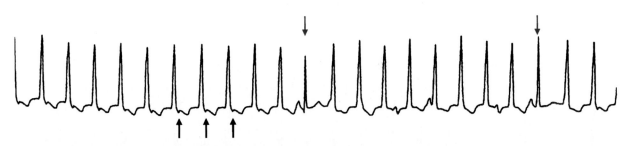

图 18.6　一例新生儿的室速心电图,可见逆行 P 波(黑色箭头)及窦性 P 波夺获(红色箭头)

室性融合波与室上性夺获的波形相似,但是融合波的 QRS 形态介于正常及室速之间。图 18.6 显示为一个融合波,QRS 出现时间稍早,波形较窄(第二个红色箭头)。房室分离在静息状态下不易看到,但是使用肾上腺素后会更加明显(见第 6 章)。

当心动过速很快时,QRS 波增宽,导致无法确认房室分离,如图 18.7 所示。该心电图来自于一名 14 岁男孩,他在婴儿时期进行了室间隔缺损的修补手术,术后除此之外心脏结构正常。从非典型的右束支阻滞图形和 V₆ 导联的 QRS 波形态,可确诊该患儿为室速。遇到类似心电图时,除非可确诊其他疾病,否则最好先考虑诊断为室速。

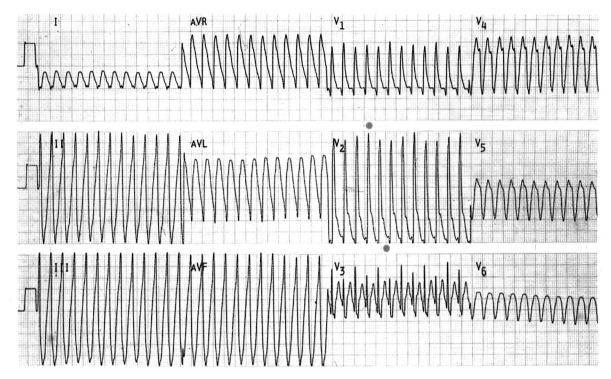

图 18.7　一例 14 岁男孩的室速(婴儿期行室间隔缺损修补术)心电图,未见明显的房室分离

　　从心电图中通常能够判断出心动过速的起源。图 18.8 为 12 导联的心电图,记录了室速的 QRS 波形态更像右束支阻滞,而不是左束支阻滞,并且心电轴上偏,表明室速起源于左室的后部,同时心电图中可见明显的房室分离。

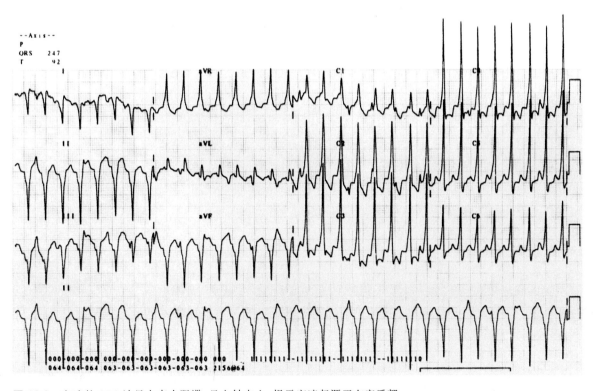

图 18.8　室速的 QRS 波呈右束支阻滞,且电轴向上,提示室速起源于左室后部

图 18.9 显示室速的图形与左束支阻滞图形相似,并且心电轴向下,表明室速起源于右室流出道。

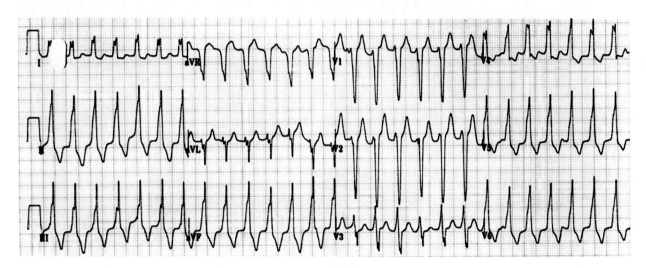

图 18.9 室速的 QRS 波呈左束支阻滞,且电轴向下,提示室速起源于右室流出道

鉴别诊断

室速的鉴别诊断包括各种室上速。室速起源于左室并且出现类似右束支阻滞的图形,需要与伴有心率相关或提前出现的右束支阻滞图形的室上速、伴有左侧旁路的逆向型房室折返性心动过速相鉴别。室速起源于右室并且出现类似左束支阻滞图形,需要与心率相关或提前出现的左束支阻滞图形的室上速、房束折返性心动过速(见第 5 章)和伴有右侧旁路的逆向型房室折返性心动过速相鉴别。这些特征第 5 章有详细讨论。

电生理学研究的作用

有创性电生理检查目前很少用于诊断,除非其作为导管消融术的一部分。然而,如果动态心电图能监测到宽大 QRS 波的心动过速,而且机制不明,此时电生理检查将有助于诊断。对于可能发生术后晚期室速的患者,术前了解心律失常情况,也可做电生理检查。

临床表现及病因

室速的临床表现与室速一样具有多变性,包括晕厥、心力衰竭、无休止性心动过速、晕厥先兆、心悸以及心电监护的偶然发现。室速可由多种病因引起,具体见表 18.1。

表 18.1　室性心律失常的急性和慢性病因

室性心律失常的急性病因		室性心律失常的慢性病因	
代谢性	低氧	先天性	法洛四联症
	酸血症		冠脉异常
	高钾血症		二尖瓣脱垂
	低钾血症	心肌病	ARVC
	低钙血症		肥厚型心肌病
	低镁血症		扩张型心肌病
	低血糖	离子通道病	长 QT 综合征
缺血	冠脉异常		CPVT
外伤	心脏手术		Brugada 综合征
	创伤	获得性	心脏肿瘤
感染性	心肌炎	术后	
	风湿热	药物	
中毒	药物	特发性	
	毒物		
	药物滥用		
特发性			

ARVC:致心律失常性右室心肌病;CPVT:儿茶酚胺敏感性多形性室速

急性期治疗

室速的急性期治疗主要取决于病因及临床表现。当有显著的血流动力学损害时,最好的治疗选择是直流电同步电复律 1~2J/kg。如果时间和患者临床情况允许，也可静脉注射利多卡因 0.5~1.0mg/kg [如有必要可静脉输注 0.6~3.0mg/(kg·h)]。如有原发的代谢问题,要及时纠正。其他特殊类型的室速可静脉应用 β-受体阻滞剂或维拉帕米。与心室功能受损有关的难治性术后早期室速,可使用硫酸镁 0.1~0.2mmol/kg(25~50mg/kg)。

长期治疗

长期治疗计划取决于室速的特殊类型及病因，将在其他章节中详细阐述。治疗选择包括抗心律失常药物、导管消融术、手术及植入除颤器,对于诊断为良性心律失常或无临床症状的患者可不用治疗。

室速和正常心脏

有些室速儿童没有心脏疾病的临床体征。有些是典型的特发性右室室速(见第 21 章)或左室室速(见第 22 章),但是其他类型很难分类。他们通常无临床症状,室速也是偶然才被发现,这种心律失常通常为非持续性,在动态心电图监测中比较常见。轻度运动可诱发室速,但是大量运动会抑制其发生。无症状室速的心率通常稍快于窦性心律,对药物治疗无反应。这类儿童预后较好,但需要长期随访。

中毒所致室速

在意外或自身中毒的儿童中偶尔可见室速。三环类抗抑郁药、水杨酸类、吩噻嗪类、抗组胺剂、可卡因和各种抗心律失常药(如地高辛、氟卡尼和胺碘酮)均可引起室速,特异性的治疗取决于相应的药物,可从当地毒物检测中心得到相应的指导。代谢紊乱特别是高钾血症能导致室速,如图 18.10 所示。在这种情况下可给予钙剂、葡萄糖、胰岛素和碳酸氢盐,使血钾浓度迅速下降。

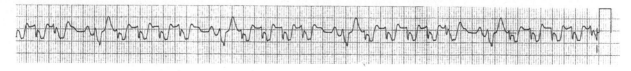

图 18.10 高钾血症导致的室速

(金红芳 郭晓敏 译)

主要参考文献

Kugler J. Intention to treat: To the heart of the matter for young patients with ventricular tachycardia. *Heart Rhythm* 2004;**1**:309–10.

Pfammatter JP, Bauersfeld U. Idiopathic ventricular tachycardias in infants and children. *Card Electrophysiol Rev* 2002;**6**:88–92.

Song MK, Baek JS, Kwon BS, et al. Clinical spectrum and prognostic factors of pediatric ventricular tachycardia. *Circ J* 2010;**74**:1951–8.

Wang S, Zhu W, Hamilton RM, et al. Diagnosis-specific characteristics of ventricular tachycardia in children with structurally normal hearts. *Heart Rhythm* 2010;**7**:1725–31.

第 **19** 章　新生儿室性心动过速

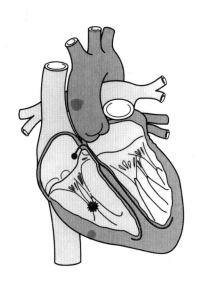

室速在新生儿中是一种少见的心律失常类型,但其发病并不罕见。由于其发作时心室率通常只略快于窦性频率,所以容易被忽视。这些新生儿通常无临床症状。

心电图诊断

室速发作时的 QRS 波较正常同龄儿童的 QRS 波增宽，但增宽程度轻微。其心电图通常显示 QRS 波呈不完全左束支阻滞图形,这一特点提示室速起源于右心室。由于室速的心室率通常仅稍快于窦性心律,心电图中经常出现 1:1 室房逆向 P 波(图 19.1,黑色箭头)。

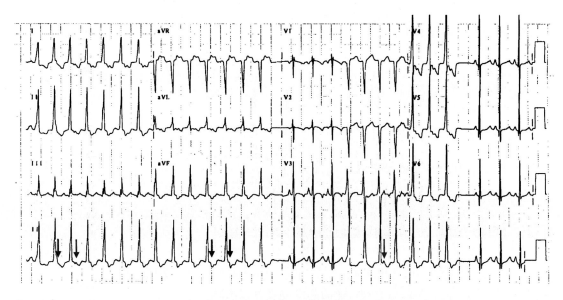

图 19.1　新生儿室速,可见室房分离的 P 波(红色箭头)和室房逆传 P'波(黑色箭头)

临床上可通过心电图中室房分离的 P 波以及宽 QRS 波心动过速伴室房逆向阻滞来诊断室速。在图 19.1 中，室房分离的 P 波可在 Ⅱ 导联（红色箭头）和其他导联的心电图中清晰显示。室速呈短阵发作，在心电图中往往可看到窦性心律下传心室的窄 QRS 波以及室速所形成的宽 QRS 波。

图 19.2 为另一例室速患儿的心电图，显示 QRS 波形态与窦性心律的 QRS 波非常相似。其逆向的 P 波出现较早且不明显，但是可以清楚找到（黑色箭头）。室速短暂终止时可见窦性心律下传心室形成的正常 QRS 波，随后室速再复发时出现了室房分离的 P 波（红色箭头）。

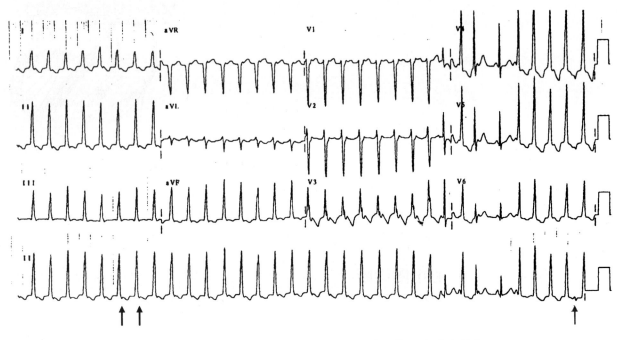

图 19.2 另一例室速患儿的心电图，可见室房分离的 P 波（红色箭头）和室房逆传 P' 波（黑色箭头）

图 19.3 为局部放大的图 19.2，通过对比可区分正常的 QRS 波和增宽的 QRS 波。图中 P 波规律出现，由于部分隐藏于 QRS 波中，所以部分 P 波很难观察到，但室房分离现象很清晰。

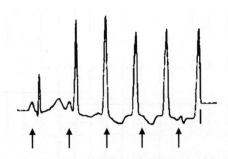

图 19.3 图 19.2 的局部放大，室速时可见室房分离的 P 波（红色箭头）

图 19.4 显示窦性心律与短阵室速交替出现。QRS 波形态与上述两图相似，但略有不同。因此预测该心动过速的起源位置更加困难。

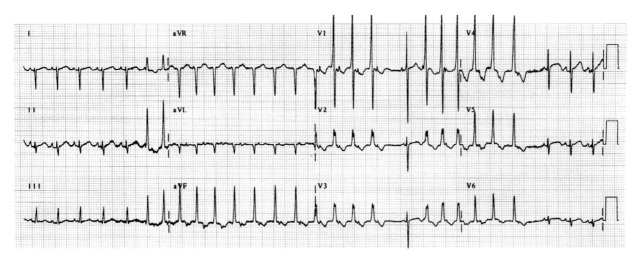

图 19.4　窦性心律与短阵室速交替出现

图 19.5 为短阵室速的心电图。室速的前两跳可看到室房分离现象,第三跳及以后的 QRS 波后均可见室房逆传现象(箭头所示为 P 波)。室速自行终止后转复窦性节律。

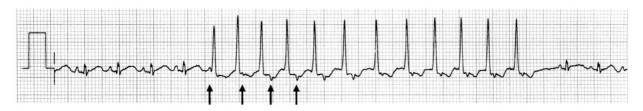

图 19.5　室速与窦性心律交替,室速时的前两跳见室房分离,第三跳及其后可见室房 1:1 逆传(黑色箭头)

如果心电图中出现持续性的室房 1:1 逆向传导,会影响室速的诊断。静脉应用腺苷有助于诊断。其机制是应用腺苷不能终止心动过速,但可中断室房逆向传导造成的室房分离(见第 16 章)。

治疗

上述类型的新生儿室速通常不需要接受治疗。如果患儿无症状并且 24 小时心电监护仪记录的平均心室率并不显著高于正常水平,则不需要应用药物控制心律失常。如果室速几乎为无休止发作并且频率显著快于窦性心律,应用 β-受体阻滞剂治疗通常有效。β-受体阻滞剂无效的患儿,有时可应用胺碘酮。室速通常在数周内治愈且复发者罕见。

(邵魏　袁越　译)

主要参考文献

Davis A, Gow RM, McCrindle BW, et al. Clinical spectrum, therapeutic management, and follow-up of ventricular tachycardia in infants and young children. *Am Heart J* 1996;**131**:186–91.

Levin MD, Stephens P, Tanel RE, et al. Ventricular tachycardia in infants with structurally normal heart: a benign disorder. *Cardiol Young* 2010;**20**:641–7.

Perry JC. Ventricular tachycardia in neonates. *Pacing Clin Electrophysiol* 1997;**20**:2061–4.

Pfammatter JP, Paul T. Idiopathic ventricular tachycardia in infancy and childhood: a multicenter study on clinical profile and outcome. *J Am Coll Cardiol* 1999;**33**:2067–72.

Villain E, Butera G, Bonnet D, et al. Neonatal ventricular tachycardia. *Arch Mal Coeur Vaiss* 1998;**91**:623–9.

第 **20** 章　婴儿无休止性特发性室性心动过速

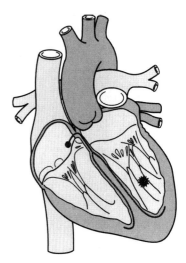

　　婴儿无休止性特发性室性心动过速是一种罕见的心律失常,通常发病年龄为 3 个月至 2 岁。以往该病在病初时易被漏诊,也经常被误诊为室上速。文献报道其发作时的心室率为 170~440 次/分,平均为 260 次/分。男性患儿较常见。室速发作时间超过全天的 10% 即可被定义为"无休止性"室速,但通常无休止性室速的发作持续不间断,并且临床上通常可伴发心室功能减低。大多病例潜在的病因可能为左室后壁微小的肿瘤(心肌错构瘤),通常瘤体过小而难以被超声心动图检查发现。

心电图诊断

　　该病心电图通常显示呈右束支阻滞样图形的 QRS 波并且 QRS 电轴向上,这一特点提示室速起源于左室后壁或下壁(见下图)。心电图中通常可见清晰的室房阻滞及分离的 P 波或心室夺获或室性融合波。心电图中发现宽 QRS 波心动过速伴有逆传阻滞,有助于确诊室速。在图 20.1 中,心电图显示室房分离的 P 波在 Ⅱ 导联(红色箭头)及其他导联清晰可见。其 QRS 波改变与该病特点一致。

　　图 20.2 显示 QRS 波呈右束支阻滞样图形,其升支陡峭,提示室速可能起源于浦肯野纤维系统或其附近。室房分离的 P 波尽管不容易识别,但经仔细辨别,在不规则形态的 T 波(红色箭头)中仍可找到。

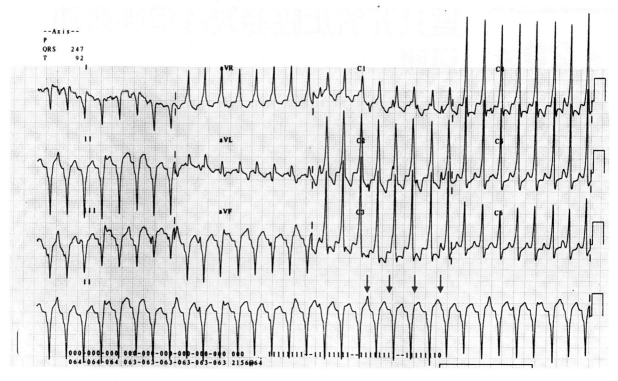

图 20.1　室速呈类右束支阻滞,且电轴向上,提示室速起源于左室后壁或下壁

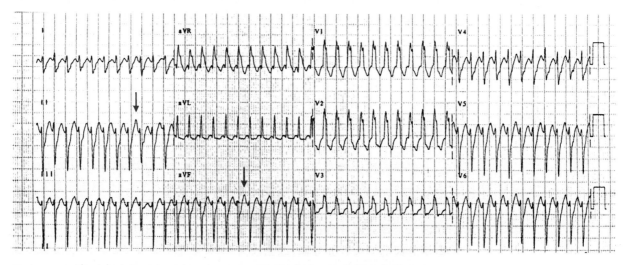

图 20.2　室速呈类右束支阻滞,升支陡峭,提示室速可能起源于浦肯野纤维系统或邻近

　　图 20.3 显示 QRS 波显著增宽,其升支缓慢,提示室速起源于心肌细胞,房室分离的 P 波清晰可见(红色箭头)。图中室性融合波(黑色箭头)产生的原因是窦性 P 波下传心室并形成了提前出现且形态更接近正常的 QRS 波。

　　如果通过常规心电图检查诊断无休止性室速存在困难,静脉注射腺苷有助于诊断。其原理是室速患者应用腺苷不能终止心动过速,但可产生室房分离现象。

279

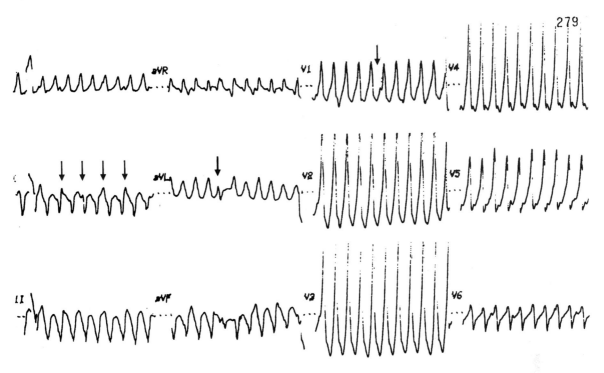

图 20.3　室速呈类右束支阻滞,可见分离的 P 波(红色箭头),室性融合波(黑色箭头)

治疗

　　紧急治疗包括控制心动过速和支持治疗或必要时的复苏治疗。静脉注射利多卡因 1~2mg/kg 通常可减慢室率或终止室速,从而快速改善患儿症状。其次可选择静脉注射胺碘酮。以往文献报道药物治疗婴儿无休止性特发性室速效果不佳。但最新的经验显示,胺碘酮、氟卡尼或同时联合应用 β-受体阻滞剂通常可有效控制室速。该心动过速通常在 5 岁前治愈,并且可终止药物治疗。后期复发者罕见。

(邵魏　袁越　译)

主要参考文献

Davis A, Gow RM, McCrindle BW, et al. Clinical spectrum, therapeutic management, and follow-up of ventricular tachycardia in infants and young children. *Am Heart J* 1996;**131**:186-91.

Garson A Jr, Smith RT Jr, Moak DL, et al. Incessant ventricular tachycardia in infants: myocardial hamartomas and surgical cure. *J Am Coll Cardiol* 1987;**10**:619-26.

Perry JC. Ventricular tachycardia in neonates. *Pacing Clin Electrophysiol* 1997;**20**:2061-4.

Pfammatter JP, Paul T. Idiopathic ventricular tachycardia in infancy and childhood: a multicenter study on clinical profile and outcome. *J Am Coll Cardiol* 1999;**33**:2067-72.

Thiagalingam A, Winlaw D, Hejmadi A, et al. Images in cardiovascular medicine. Incessant ventricular tachycardia in an infant treated with transmural radiofrequency ablation. Circulation 2002;**105**:2797.

Villain E, Bonnet D, Kachaner J, et al. Tachycardies ventriculaires incessantes idiopathiques du nourrisson. *Arch Mal Coeur Vaiss* 1990;**83**:665-71.

Villain E, Butera G, Bonnet D, et al. Neonatal ventricular tachycardia. *Arch Mal Coeur Vaiss* 1998;**91**:623-9.

第 **21** 章　特发性左室室性心动过速

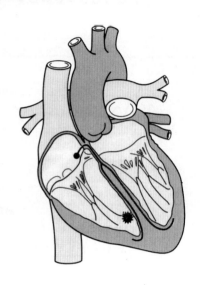

特发性左室室性心动过速(室速)是一种少见的心律失常。多见于青少年或青年,且男孩比女孩多见。临床表现有心悸、头晕、呼吸困难或晕厥,常有运动或情绪激动的诱因,也可于安静状态下发作。

特发性左室室速因源于低位室间隔左室面浦肯野系统,属于左后分支范畴,因而也被称作"左后分支心动过速"。其他类型的特发性左室室速更为罕见。

心电图诊断

窦性节律时心电图显示正常。当出现心动过速时,表现为右束支阻滞图形伴电轴左偏或向上。如图 21.1 所示,一例 13 岁女孩的心室率是 160 次/分,QRS 波呈右束支阻滞图形,QRS 波起始部 R 波略高于 R'波,额面平均电

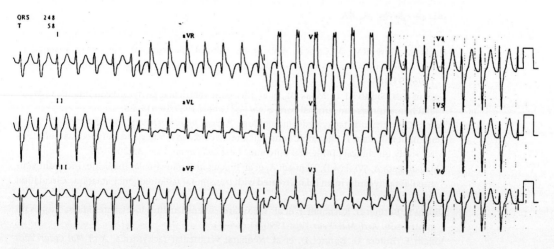

图 21.1　室速呈右束支阻滞,升支陡峭,提示激动起源于左室传导系统

轴约为-90°。注意其 QRS 波上升支很陡直,提示冲动起源于传导系统而不是心室肌。因未见 P 波,故考虑室速的可能性大,但单就此一帧心电图而言确诊依据尚不够充分。

图 21.2 因为是传真图像,显示欠清晰,但仍可分辨出上述的心电图特征。其心电轴向上,且 V₁ 导联 R' 波略高于 R 波。

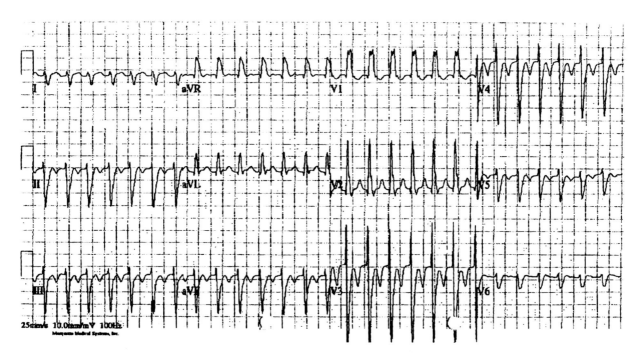

图 21.2 心电图特征同上,心电轴极度右偏,V₁ 导联的 R'>R 波

图 21.3 为另外一个左后分支室速的病例。其心电图特征与上两帧类似。心室率达 175 次/分,V₁ 导联起始 R 波略高于 R' 波,额面平均电轴约-120°。

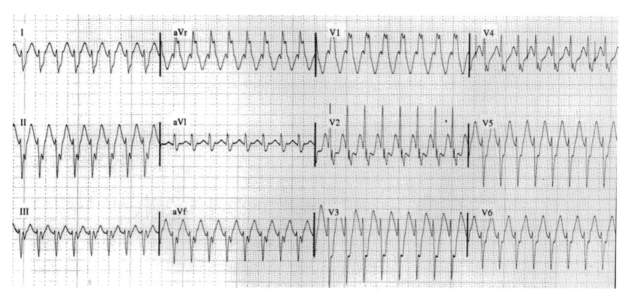

图 21.3 心电图特征同上,为左后束支室速,心电轴右偏,V₁ 导联的 R>R' 波

鉴别诊断应当包括所有具有右束支阻滞图形特征的其他类型的心动过速,如之前已患有右束支阻滞或有频率依赖的右束支阻滞的室上速、具有左侧房室旁路的逆向型房室折返性心动过速(见第5章)。频繁发作的婴儿室速的心电图与本病相似,也表现为右束支阻滞图形伴电轴左偏或向上,其冲动起始点很可能位于左室下壁或后壁(见第20章)。但与本病不同,这类婴儿室速表现为特征性的频繁发作,更像是自发的异位节律点兴奋所致的心律失常。

左后束支室速属于良性室速,见于无心脏结构异常者。超声心动图检查往往正常,只在极少情况下因心动过速频繁发作导致左室功能受损。是否治疗取决于患者症状。通常腺苷不能终止急性发作,静脉应用β-受体阻滞剂也可能无效,而静脉应用维拉帕米多有效。

治疗

可口服药物治疗,维拉帕米疗效最好,不同患者对治疗反应可有差异。也可口服β-受体阻滞剂。虽然有自觉症状的患者心动过速的发作次数相对并不频繁,终止发作时往往需要剂量多的维拉帕米。

多数患者远期治疗可选择导管消融术。尽管电生理检查时很难诱发心律失常发作,但很多研究报道,其成功率仍可达到80%左右。消融点可通过起搏标测或标测收缩早期或收缩前期电位确定。

(梁璐 石琳 译)

主要参考文献

Arya A, Haghjoo M, Emkanjoo Z, et al. Comparison of presystolic Purkinje and late diastolic potentials for selection of ablation site in idiopathic verapamil sensitive left ventricular tachycardia. *J Interv Card Electrophysiol* 2004;**11**:135–41.

Belhassen B, Shapira I, Pelleg A, et al. Idiopathic recurrent sustained ventricular tachycardia responsive to verapamil: an ECG-electrophysiologic entity. *Am Heart J* 1984;**108**:1034–7.

Ouyang F, Cappato R, Ernst S, et al. Electroanatomic substrate of idiopathic left ventricular tachycardia: unidirectional block and macroreentry within the Purkinje network. *Circulation* 2002;**105**:462–9.

Pfammatter JP, Paul T. Idiopathic ventricular tachycardia in infancy and childhood: a multicenter study on clinical profile and outcome. *J Am Coll Cardiol* 1999;**33**:2067–72.

Ramprakash B, Jaishankar S, Rao HB, et al. Catheter ablation of fascicular ventricular tachycardia. *Indian Pacing Electrophysiol J* 2008;**8**:193–201.

Stevenson WG, Soejima K. Catheter ablation for ventricular tachycardia. *Circulation* 2007;**115**;2750–60.

Yasui K, Shibata T, Yokoyama U, et al. Idiopathic sustained left ventricular tachycardia in pediatric patients. *Pediatr Int* 2001;**43**:42–7.

第22章 特发性右室室性心动过速

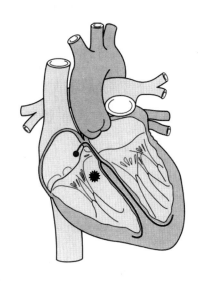

特发性右室室性心动过速(室速)是一种少见的室速,常源于右室流出道。发生这种心律失常的解剖学基础尚不明了,但其具有的特殊电药理学特性提示可能由触发活动所致(不同于大多数心律失常的机制,即折返性或自律性增高)。引起该心律失常的病灶位置很局限,因此单次消融治疗即可将其破坏掉。

心电图诊断

特发性右室室速往往因心律不规整、心动过速或心电图异常而被偶然发现,有时也可引起心悸或几近晕厥(发生真正晕厥很罕见)。窦性节律时心电图显示正常。12 导联心电图或 24 小时动态心电图可显示反复间歇发作或持续发作的心动过速。表现为宽 QRS 波,与左束支阻滞图形相似,额面平均电轴向下。与其他具有左束支阻滞图形特征的心动过速鉴别非常重要,如之前已患有左束支阻滞或有频率依赖的左束支阻滞的室上速、具有右侧房室旁路的逆向型房室折返性心动过速(见第 5 章)。

图 22.1 所示为一例 6 岁男童的心电图,除反复持续性心动过速及心功能轻度减低外,无其他临床症状。心室率为 170 次/分,可间断见到 P 波,提示室房分离(红色箭头),证实为室速。干扰的 P 波隐藏于 QRS 波和 T 波内。经右室流出道消融治疗而获愈。

图 22.2 是一例无临床症状的 7 岁女童的 24 小时动态心电图。可见反复发作的单形性室速,发作间期呈短暂的窦性心律。其心室率约 150 次/分,每一室速终止前一跳频率稍有减慢。

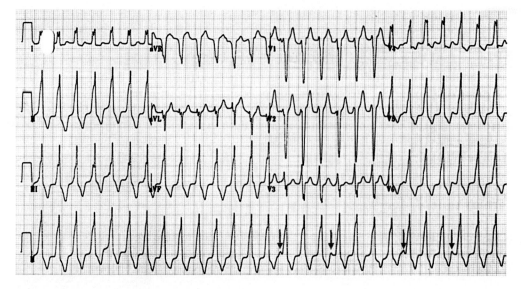

图 22.1 室速患儿,QRS 波呈左束支阻滞,心电图呈室房分离(箭头指示)

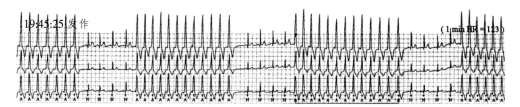

图 22.2 一例 24 小时动态心电图,可见频发单形性室速

图 22.3 显示另一例反复发作的非持续性室速。其 QRS 波也呈左束支阻滞图形,额面平均电轴约为+75°。尽管室速发作期间未见 P 波,但每次室速终止后皆有一窦性暂停,提示因室性激动逆传至心房引起暂时性 P 波受抑。

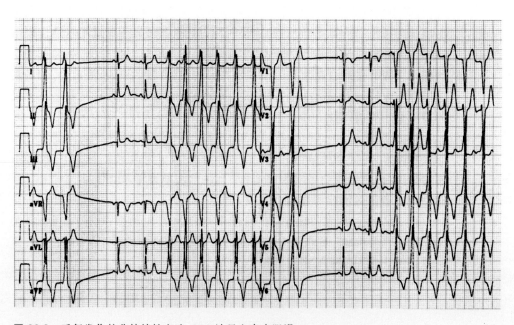

图 22.3 反复发作的非持续性室速,QRS 波呈左束支阻滞

特发性右室室速患者对运动刺激的反应不一，但心律失常通常可于较高心率水平或心脏高负荷时被抑制。因情绪激动或剧烈运动诱发心律失常发作的情况比较少见。

特发性右室室速需与致心律失常性右室心肌病相鉴别。后者在儿童期发病者少见，多见于青年男性，表现为晕厥或有猝死的家族史。致心律失常性右室心肌病患者心脏磁共振成像显示右室功能明显异常，超声心动图也可发现右室功能轻微异常。特发性右室室速患儿均需行超声心动图检查，通常可不必做心脏磁共振成像检查。

治疗

大多数特发性右室室速的患儿不需治疗。本病在本质上属良性，没有猝死的风险。药物治疗通常选用 β-受体阻滞剂或维拉帕米，也有试用胺碘酮或氟卡尼者，但疗效不佳且没有证据显示它们有助于自然病程的改善。经导管消融术治疗效果肯定，但仅适用于有明显临床症状或疑有心功能受累者。

（梁璐　石琳　译）

主要参考文献

Harris KC, Potts JE, Fournier A, et al. A multicenter study of right ventricular outflow tract tachycardia in children. *J Pediatr* 2006;**149**:822–6.

Kim RJ, Iwai S, Markowitz SM, et al. Clinical and electrophysiological spectrum of idiopathic ventricular outflow tract arrhythmias. *J Am Coll Cardiol* 2007;**49**:2035–43.

O'Donnell D, Cox D, Bourke J, et al. Clinical and electrophysiological differences between patients with arrhythmogenic right ventricular dysplasia and right ventricular outflow tract tachycardia. *Eur Heart J* 2003;**24**:801–10.

Pfammatter JP, Paul T. Idiopathic ventricular tachycardia in infancy and childhood: a multicenter study on clinical profile and outcome. *J Am Coll Cardiol* 1999;**33**:2067–72.

Stevenson WG, Soejima K. Catheter ablation for ventricular tachycardia. *Circulation* 2007;**115**;2750–60.

Tandri H, Bluemke DA, Ferrari VA, et al. Findings on magnetic resonance imaging of idiopathic right ventricular outflow tachycardia. *Am J Cardiol* 2004;**94**:1441–5.

Vaseghi M, Shivkumar K. Catheter ablation of idiopathic ventricular tachycardia. *Circ Arrhythm Electrophysiol* 2010;**3**:3219–21.

第 **23** 章　**室性早搏**

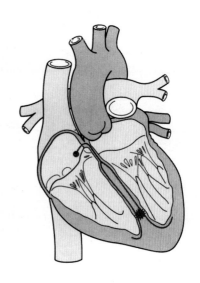

　　室性早搏(室早)在心脏正常或有心脏疾病的儿童中均很常见。大多属良性,无需治疗。

心电图诊断

　　室早(也被称为室性期前收缩、室性异位搏动),表现为 QRS 波提前出现,异常宽大畸形,QRS 波形态常类似于左或右束支阻滞图形。其前通常没有 P 波,因为下一 P 波尚未到达(图 23.1,黑色箭头)。但如果联律间期相对较长,则有时可见到 P 波。

　　图 23.1 所示,呼吸性窦性心律不齐伴室早与其前窦性搏动间的联律间期较长且不等。这导致 QRS 波前偶尔可见 P 波(红色箭头),该 P 波并非早搏且不能下传。

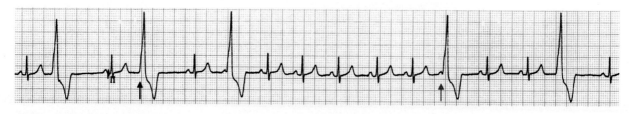

图 23.1　呼吸性窦性心律不齐伴室早

　　室早有时也表现为规整的节律。如果每一窦性搏动与室早交替出现,则称为二联律(图 23.2)。

　　如果每三次搏动中出现一个室早,则称为三联律(图 23.3)。

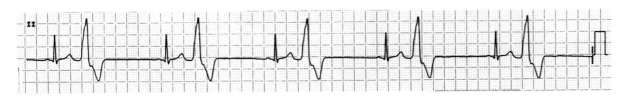

图 23.2　室早二联律

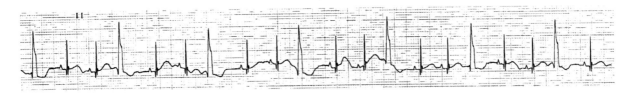

图 23.3　室早三联律

室早也可两两出现,被称为成对的室早。正常儿童极罕见成对的室早。图 23.4 所示一例 7 岁男童的心电图,其接受心脏移植术后出现晚期排斥反应,频发成对的室早。虽然通常成对的室早也属良性,但在此病例则提示严重的心脏疾病。

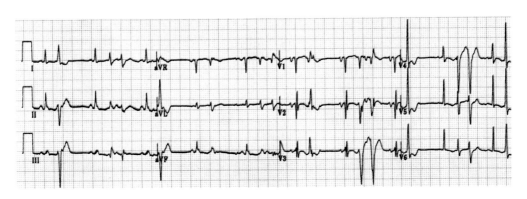

图 23.4　成对室早

连续出现 3 个或 3 个以上室早,心率大于 120 次/分,则称为室速(见第 18 章)。

根据室早的形态可判断早搏的起源部位。如果早搏起源于右室,则呈左束支阻滞图形(图 23.5)。这些早搏的电轴向下,提示起源于右室流出道。

多数病例中,所有室早的形态相同——被称为单形性室早。少数病例室早的形态多样——被称为多形性室早,这种情况在正常心脏中少见。

室早常为特发性。某些急诊情况可能与生化紊乱有关,如低钾血症、酸中毒或低氧血症,也可见于心肌炎或其他原因导致的心脏受损,亦可由静脉插管引起的机械刺激诱发等。还可因服用药物或其他制剂,如咖啡因和尼古丁诱发。

几乎所有的室早都属良性。通常是做心电图或因其他原因体检时偶然被

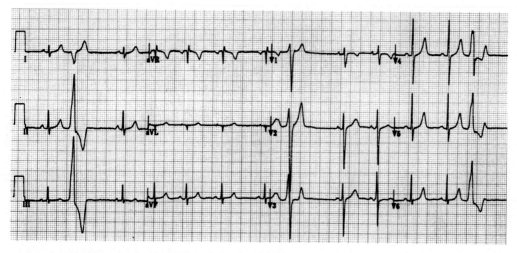

图 23.5 早搏 QRS 波呈左束支阻滞,电轴向下,提示起源于右室流出道

发现。如在急诊情况下出现的室早(如接受心脏手术后),应及时进行血清生化检查并仔细排除是否存在机械刺激等诱因(如监测导管脱位)。对于非急性的室早,应行 12 导联心电图检查。当早搏较频繁或患者很焦虑时,可进行超声心动图、动态心电图和(或)运动试验。心脏正常儿童的室早通常可在运动时被抑制。日间动态心电图可有多种变化。如果早搏为无意中发现且没有任何症状,则无需进一步检查;如果出现在先天性心脏病手术治疗后,则需定期随访监测。即使在这种情况下,出现严重问题的可能性也不大。例如法洛四联症矫治术后出现室早的情况很多见,但并非为影响其远期预后的预测因素。

治疗

室早通常无治疗指征。如需用药,推荐选用 β-受体阻滞剂作为初始治疗,而不是应用诸如胺碘酮或氟卡尼类药物。有报道,源于右室流出道的室早可行导管消融术治疗,但很少被作为治疗指征。

(梁璐 石琳 译)

主要参考文献

Alexander ME, Berul CI. Ventricular arrhythmias: when to worry. *Pediatr Cardiol* 2000;**21**:532–41.

Jacobsen JR, Garson A Jr, Gillette PC, et al. Premature ventricular contractions in normal children. *J Pediatr* 1978;**92**:36–8.

Paul T, Marchal C, Garson A Jr. Ventricular couplets in the young: prognosis related to underlying substrate. *Am Heart J* 1990;**119**:577–82.

Tsuji A, Nagashima M, Hasegawa S, et al. Long-term follow-up of idiopathic ventricular arrhythmias in otherwise normal children. *Jpn Circ J* 1995;**59**:654–62.

第 **24** 章 心室颤动

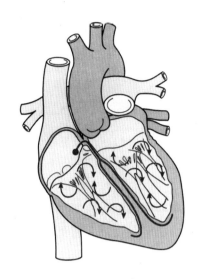

心室颤动(室颤)是指紊乱的、无序的心脏电活动,在心电图上即表现为心电波形态、极性和方向的持续变化。它是最危险、最严重的心律失常,可导致心脏骤停。室颤在儿童中很罕见,也不是住院患儿或院外儿童心脏骤停的常见原因。识别室颤的心电图特征为波幅不等、紊乱、不规则无法辨认 QRS 波形态。(当监护导联脱落时,也可见到类似图形,因此务必确认患者是否出现意识丧失或脉搏消失。)

儿童罕见发生室颤,下列情况多数表现均不典型。当心肺复苏成功后,应仔细查明导致室颤的病因。

室颤的病因

儿童发生室颤的原因包括:
- 长 QT 综合征
- 儿茶酚胺多形性室速
- 预激综合征(WPW 综合征)
- Brugada 综合征
- 心肌病,包括肥厚型、扩张型及致心律失常性右室心肌病
- 心脏震荡
- 冠状动脉起源异常
- 低氧血症
- 触电
- 严重低体温
- 药物:可卡因、吸毒成瘾、三环类抗抑郁药物
- 严重低钾血症
- 心脏外科手术
- 特发性

图 24.1 所示一例 11 个月的女婴在院外发生心脏停搏。在医院心肺复苏成功后,仍遗留远期严重脑损害。虽经仔细检查仍未找到病因,随后随访的 13 年中未再出现类似情况。

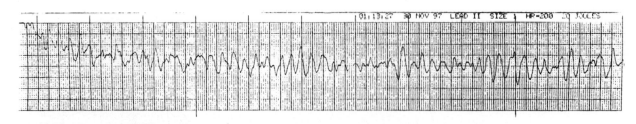

图 24.1 一例 11 个月女婴院外室颤心电图

图 24.2 是一例 12 岁女孩的 12 导联室颤心电图。她之前曾接受心脏 Mustard 手术,拟行板障改道及标测下切口性房速的外科治疗,在全身麻醉低温下体外循环建立尚未停跳时出现室颤。

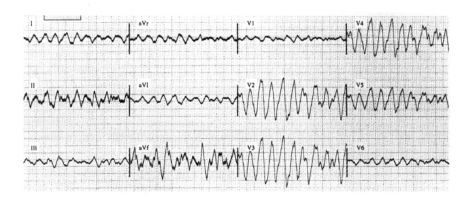

图 24.2 一例先天性心脏病术中心电图,全麻低温状态下发生室颤

图 24.3 所示,一例已知患预激综合征的 16 岁女孩,之前无临床症状,因突然心悸前往当地医院急诊室就医。第一条心电图被诊为"室上速",表现为

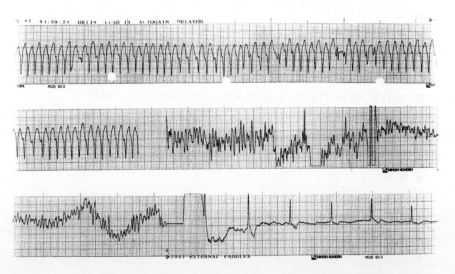

图 24.3 一例预激综合征患者的室上速蜕化为房颤,应用维拉帕米治疗诱发了室颤

不规整的宽 QRS 波心动过速，显然为预激综合征合并房颤（见第 13 章）。患者在接受静脉维拉帕米治疗时诱发了室颤（见中间一条心电图）。幸运的是，被迅速发现，成功除颤后转为窦性心律。她随后经射频消融治疗治愈。

治疗

室颤的治疗应遵循 2005 年美国心脏协会公布的指南。必须即刻开始心肺复苏，并尽快按 2J/kg 给予非同步的电击除颤治疗。持续进行心肺复苏，如果未能恢复维持有效心输出量的心脏节律，则按 4J/kg 给予第二次除颤。如果仍然无效，则静脉给予肾上腺素 0.01mg/kg（即 1:10 000 的肾上腺素 0.1mL/kg）。继续心外按压，如必要则重复除颤和重复给予肾上腺素。如果仍有持续室颤，则给予胺碘酮 5mg/kg 或利多卡因 1mg/kg。如果除颤成功后再次出现室颤，继续心外按压，并再次快速静推胺碘酮，同时采用前次成功除颤的能量剂量再次除颤。一旦恢复窦性心律或恢复为能维持一定心输出量的其他节律，应尽快明确和纠正导致室颤的病因。

一旦明确室颤的病因，需进一步治疗，包括确定的治愈措施（如预激综合征的消融治疗）或长期药物治疗或药物治疗同时植入除颤器。

（梁璐 石琳 译）

主要参考文献

ACC/AHA/HRS 2008. Guidelines for device-based therapy of cardiac rhythm abnormalities: Executive summary: A report of the American College of Cardiology/American Heart Association Task Force on Practice Guidelines. *Circulation* 2008;**117**:2820–40.

American Heart Association. Guidelines for cardiopulmonary resuscitation and emergency cardiovascular care. Part 12: Pediatric advanced life support. *Circulation* 2005;**112**:IV-167–87.

Quan L, Franklin WH, eds. *Ventricular Fibrillation: A Pediatric Problem*. NY: Futura Publishing Co Inc. Armonk, 2000.

Samson RA, Nadkarni VM, Meaney PA, et al. Outcomes of in-hospital ventricular fibrillation in children. *N Engl J Med* 2006;**354**:2328–39.

Young KD, Gausche-Hill M, McClung CD, et al. A prospective, population-based study of the epidemiology and outcome of out-of-hospital pediatric cardiopulmonary arrest. *Pediatrics* 2004;**114**:157–64.

第 **25** 章　长QT综合征

　　先天性长 QT 综合征(LQTS)最早是 1957 年由 Jervell 和 Lange-Nielsen 发现,为常染色体隐性遗传病,表现为晕厥、猝死、QT 间期延长和耳聋等一系列症状。1963 年 4 月 Romano 和 Ward 独立报道了一种更常见的形式,为常染色体隐性遗传,听力正常。自那以后,我们对于长 QT 综合征有了更进一步的了解。20 世纪 70 年代有报道表明 β-受体阻滞剂对其治疗有效,90 年代首次报道基因突变是该病的发病机制。

　　目前已知先天性 LQTS 是由于某种控制钠钾离子流的心肌细胞离子通道功能异常所导致的一种离子通道病。临床特点包括由晕厥(多形性室速引起)、猝死、心电图 QT 间期延长。人群中患病率估计约为 1:5000,但是由于外显率变异很大,因此很难进行准确的评估。

　　70%的 LQTS 被认为是由基因突变引起的 (家族性病例中可占 90%,孤立发作病例中比例为 30%)。LQT1 由 KCNQ1 基因突变而引起,LQT2 由 KCNH2(也称为 HERG)基因突变引起,LQT3 由钠离子通道基因 SCN5A 基因突变引起。4-13 型 LQTS 由其他基因突变引起, 很罕见。30%不明原因的 LQTS 患者中潜在的基因突变还有待进一步探索。Jervell-Lange-Nielsen 综合征很少见,主要由 KCNQ1 基因突变引起。

　　LQTS 在青年人中发病,几乎所有的症状均在 40 岁之前出现。在无症状的年长家庭成员中也可作出回顾性诊断。

QT 间期的测量

　　LQTS 的识别取决于对 QT 间期的精确测量。测量在标准 12 导联心电图上进行,通常测 II 导联和(或)V$_5$ 导联,因为这两个导联中 T 波为正向且 T 波末端清晰。识别 QRS 波的起始部通常很容易,但是 T 波结束的识别很困难。

　　QT 间期随心率的变化而变化, 心率越快 QT 间期越短,因此所测量的 QT 间期通常要以 60 次/分的心率进行矫正,通常采用 Bazett 公式:

$$QTc=QT \div \sqrt{RR}$$

　　Bazett 公式有其局限性,但是由于可采用计算器进行计算,因此是唯一被广泛应用的公式。它不受那些心率快的情况例如婴儿和儿童心率的影响。

　　QT 间期以秒或毫秒为单位,但是 RR 间期以秒为单位。RR 间期的测量通常需要 5~10 个周期取其平均数。以图 25.1 为例, 图中 QT 间期为 620ms(红线),平均心率为 55 次/分,RR 间期为 1.1s,因此矫正后的 QTc 为 $620 \div \sqrt{1.1} = 591ms$。

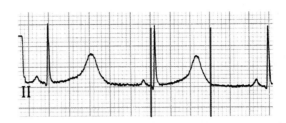

图 25.1　一例长 QT 综合征患者的心电图,其 QT 间期为 620ms(红线内)

通常 QTc<440ms(0.44s)为正常,460~470ms(0.46~0.47s)以上为不正常。(440~460)/470ms 是临界值,在此之间的值不能确定也不能排除异常。机器测量的 QTc 一般是可靠的,但是当测量值正好落在临界值范围内或高度怀疑 LQTS 的患者通常需要手工测量。

诊断

尽管 LQTS 为一种基因病,但是基因分析耗时较长,因此诊断依据为病史和心电图。通常 QT 间期延长在心电图上表现很明显,诊断很简单。可疑病例可使用评分系统,但是并不能完全靠其诊断,该评分在 1993 年被提出,到目前为止仍在应用。

在该评分系统中,应激后晕厥定义为 2 分,无应激即发生晕厥定义为 1 分,先天性耳聋定义为 0.5 分。有明确长 QT 综合征家族史定义为 1 分,在一级家属中有不足 30 岁即发生不明原因心脏猝死定义为 0.5 分。

对心电图改变的评分如下:QTc>480ms,3 分;QTc 在 460~470ms(也有说法是 460~480ms)之间,2 分;QTc 在 450~459ms 之间,且为男性,1 分;出现尖端扭转型室速(不包括晕厥评分),2 分,但是当服用已知导致 QT 间期延长药物时记为 0 分;出现 T 波交替,1 分;3 个不同导联出现双峰 T 波,1 分;心动过缓(仅用于儿童),1 分。

得分范围为 0~9 分,分三类:0~1 分,长 QT 综合征的可能性小;2~3 分,中度可能性;4 分或以上,可能性大。评分系统的发明者指出,因为计算 QTc 的 Bazett 公式在心率较快情况下矫枉过正,因此在面对窦速患者时作出诊断需要格外注意,这种情况通常见于儿童。

在最初的心电图 QT 间期测量中得分为 2~3 分者(在这种情况,诊断不能被确定也不能被否定)最好记录系列心电图,即使对于长 QT 综合征的患者和正常儿童 QT 间期测量的长程时间变异性并不了解。这类患儿应进行临床随访,偶尔重复动态心电图记录和(或)运动试验有助于进一步诊断。

LQTS 通常因晕厥、晕厥前兆、心脏骤停、猝死家族史或家庭筛查而被发现。无症状患儿经常会因为其他原因进行心电图检查而被诊断。LQTS 患儿的晕厥发作通常无任何预兆,突然发生,一般与剧烈活动和(或)兴奋有关。与游泳相关的晕厥常见于 LQT1 患儿。一些患者在确诊之前会出现多次晕厥发作,在对患者的家族史问诊时应特别询问晕厥、猝死或"癫痫"的病史(LQTS 患者有时容易误诊为癫痫)。

如果患者可疑但不能确诊,应该仔细了解其他信息,包括一级亲属的 12 导联心电图记录,该信息很有用,如果有任何异常,都将有助于诊断。运动试验或动态心电图记录以及对肾上腺素推注或输注的反应,也是重要的辅助诊断方法。但是到目前为止,这些辅助检查并没有得到广泛认可,不能在临床病例诊断中发挥重要作用。

如上文所述,基因分析寻找已明确导致 LQTS 的突变已成为一种可行的临床工具。大约 70% 的确诊患者中可发现至少一种已明确的基因突变,可检测出基因突变的比例在 LQT1 患者为 45% 左右,LQT2 患者为 20%,LQT3 患者为 5%。发现两种基因突变的患者不超过 5%。其他类型的 LQTS 很罕见,对于这类患者只有当临床背景支持的时候才适用于采用基因分析去发现潜在的突变。30% 的 LQTS 患者未发现基因突变,这意味着基因分析不能排除 LQTS,但是能用来确诊(对于有明确基因突变的家族中一级亲属进行基因分析时例外)。

基因特异性的 T 波形态变异已被详细描述。如图 25.2 所示,LQT1 伴有基底宽大的 T 波,LQT2 的 T 波通常有切迹,LQT3 的 T 波延迟出现且 T 波高尖。但是心电图改变并不能精确预测基因的突变类型,经常有一些例外情况。

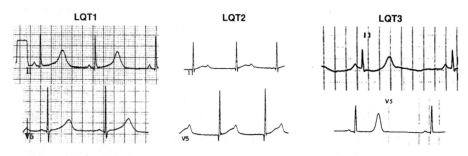

图 25.2　长 QT 综合征分型的心电图特点

图 25.3 为一例 12 岁男孩的心电图改变,该患儿有典型的临床表现,表现为运动中出现晕厥,伴有明确的 LQT1 基因突变。心率为 55 次/分左右,QT 间期大于 600ms。LQT1 患儿通常在运动中发病,常见于年龄相对较小的患

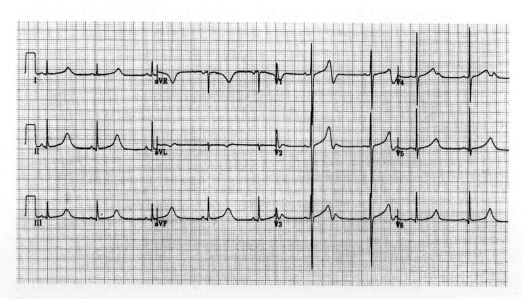

图 25.3　一例 1 型长 QT 综合征患者的心电图,QT 间期大于 600ms

者,60%的患儿在 10 岁之前经历第一次症状发作。

　　图 25.4 为 LQT2 患者的心电图,患儿为 10 岁男孩,晕厥发作。LQT2 患者的症状较 LQT1 少见,但是致死危险性高于 LQT1,此型患者晕厥通常在情绪激动或睡眠或休息时发作。

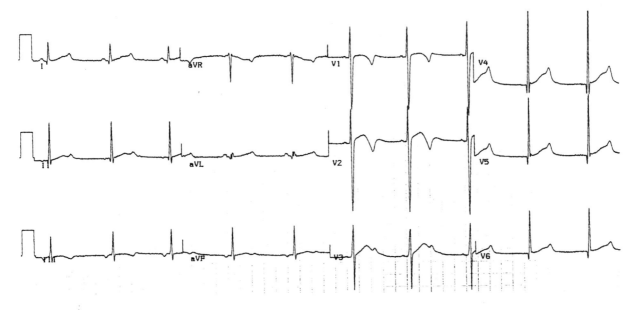

图 25.4　一例 2 型长 QT 综合征患者的心电图

　　图 25.5 为典型的 LQT3 患者的心电图,患儿为 8 岁男孩,中度主动脉瓣狭窄,偶然发现 QT 间期延长。胸导联显示 ST 段等电位线延长,之后紧跟高尖的 T 波。LQT3 患者在休息或睡觉时症状比运动时更典型。

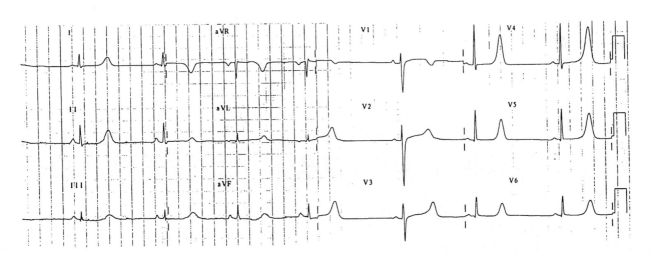

图 25.5　一例 3 型长 QT 综合征患者的心电图

　　图 25.6 为一例 Jervell-Lange-Nielsen 综合征男孩的 15 导联心电图。这种疾病很罕见,但是症状很明显,表现为在运动或是情绪激动时晕厥发作,患者年龄较小,多为学龄前期。QT 间期明显延长。在该病例中很多导联 T 波低平,II 导联及 V_5 导联 QT 间期甚至不能测量,因此不得不对其他导联进行测量。

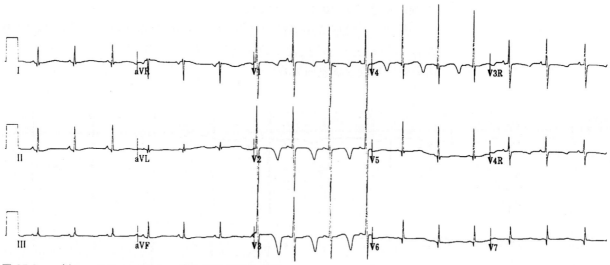

图 25.6 一例 Jervell Lange-Nielsen 综合征患者的心电图

　　T 波交替也不常见,常伴有 QT 间期明显延长,被认为是尖端扭转型室速的前兆。图 25.7 是一例 4 岁男孩在全麻下经导管行动脉导管封堵术时记录的心电图。QT 间期延长是一个偶然发现,他从没有症状或心律失常发作。到目前为止,患者的基因型未明确。

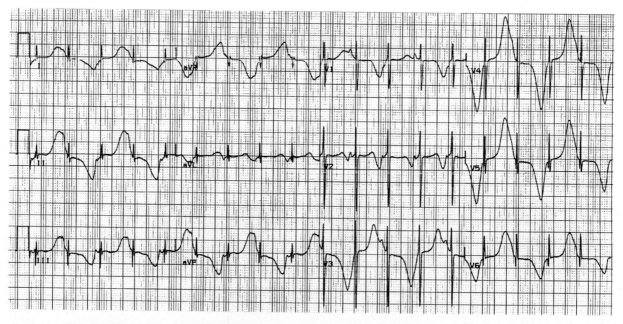

图 25.7 一例动脉导管封堵术中,偶见 QT 间期延长

　　LQTS 典型的心律失常为多形性室速,最常见的为尖端扭转型室速。大多数患者的心律失常不易被记录,而且对诊断来说没有意义。大多数 LQTS 患者的心律失常在延长监测时间的动态心电图记录中或行为事件记录中才能见到。心电图表现为快速的、无规律的正弦曲线,QRS 波及 T 波振幅多变,无法辨认。多数心电图表现具有自限性(图 25.8)。

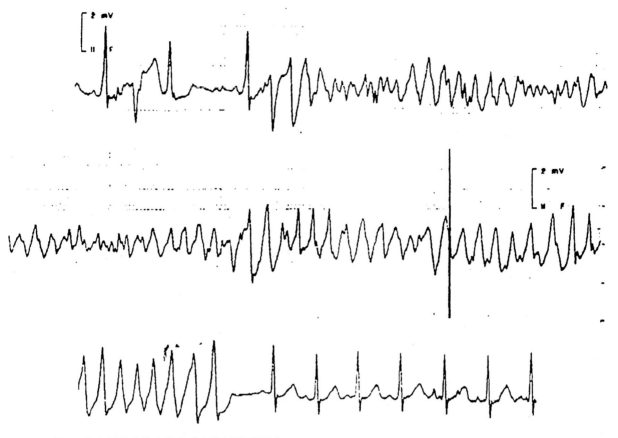

图 25.8　长 QT 综合征患者发生的典型尖端扭转型室速

危险分层

有很多指标可预测 LQTS 的危险增高,但是很少有指标能影响治疗。目前主要的预测标志物是 QTc>500ms 及晕厥发作史,未成年心脏性猝死的家族史似乎不是一个独立危险因素。

管理

LQTS 患儿的治疗很复杂,对于疑似诊断或确诊为 LQTS 的患儿的早期查询很费时。首先应该考虑调查家庭其他成员的情况,最初仅限于对一级家属包括父母和兄弟姐妹的调查。基因检测比较费时,拿到结果需要时间,因此对于病情的评估主要依据家族史和 12 导联心电图的记录。如果家庭中其他亲属通过基因诊断被确诊,那么调查对象就需要扩大范围。

高度可疑或确诊的患者将作出治疗的最终决定,如下所述。应该告知患者需要限制体力活动,特别是避免竞技类运动,避免服用会引起 QT 间期延长的药物。

对于 LQTS 的治疗研究并没有随机的试验,因此药物治疗策略参照较大治疗中心和国际注册研究的经验性治疗方案。几乎所有的 LQTS 患者都使用 β–受体阻滞剂治疗。纳多洛尔是其中最常见的临床药物,剂量为 1mg/(kg·d) 左右,半衰期长,通常一天一次。液体配方药可用于小儿。在不方便使用纳多洛尔时，其他 β-受体阻滞剂也有效。可通过运动试验或动态心电图监测限制最大心率来确定用药剂量是否充足。尽管在治疗随访中重复心电图记录中所测量的 QTc 多变，但是 β-受体阻滞剂治疗不能缩短 QTc 间期。

β-受体阻滞剂对患者的保护是很有效的，特别是 LQT1 患者，这也是最常见的类型。晕厥复发和猝死通常与患者依从性差有关。有时在大样本多中心研究或注册研究中，治疗效果的评估很困难，因为在这些研究中患者的依从性比单中心研究中更难确定。有证据表明，β-受体阻滞剂对 Jervell-Lange-Nielsen 综合征治疗的效果欠佳。

LQTS 患者通常需要植入起搏器，特别是对心动过缓、LQT3 或 Jervell-Lange-Nielsen 综合征患者，但是该治疗对患者生存的益处还未知。

近来有报道称，基因型特异的药物治疗如钠通道阻滞剂美西律和氟卡尼的疗效是非常有趣的。但是这些药物似乎在不久的将来并不能替代 β-受体阻滞剂治疗。

植入式除颤器(ICD)局限于在一些高危 LQTS 患者中使用，例如尽管按时服用 β-受体阻滞剂，但是仍然有晕厥反复发作的患者、LQT3 患者或 Jervell-Lange-Nielsen 综合征患者。如果患者首发症状为心脏骤停，被抢救回来后也建议使用除颤器。LQT1 患者很少需要植入式除颤器。

获得性长 QT 综合征

获得性 LQTS 是一种服用药物或者受其他不良因素影响后表现出病理性 QT 间期延长，而去除这些刺激后 QT 间期恢复正常的疾病。这种非正常的 QT 间期延长就像在先天性 LQTS 中看到的那样，与多形性室速或室颤有关。最常见的引起 QT 间期延长的因素包括药物以及诸如代谢紊乱等，见表 25.1。多种药物合用引发 LQTS 的危险性增高，一种药物合并其他危险因素如低钾血症时引发 LQTS 的危险性也显著增强。可引起 QT 间期延长的所有药物清单详见网站 www.azcert.org。

表 25.1　可引起获得性长 QT 综合征的药物

抗心律失常药物，如奎尼丁、索他洛尔、丙吡胺

抗组胺药，如特非那定、阿司咪唑

大环内酯类抗生素，如红霉素、克拉霉素

氟喹诺酮类药物，如司氟沙星、环丙沙星

抗疟疾药物，如氯喹、卤泛群

咪唑抗真菌药物，如酮康唑

三环抗抑郁药，如丙咪嗪

抗心绞痛药，苄普地尔

促动力药，如西沙必利

止吐药，如多潘立酮、氟哌利多

抗精神病药，如氟哌啶醇、硫利达嗪、匹莫齐特

抗感染药，如潘他米丁

抗癌药，如三氧化二砷、他莫昔芬

药物引发的 LQTS 的危险性差异很大，从相对较高（例如奎尼丁、多非利特和索他洛尔）到几乎没有危险性，但是假如一种药是广泛应用的处方药，即使它的危险性很低，它所带来的危险性还是很重要的。这样就导致诸如西沙比利和特非那定这类药物的停用，对药物诱发 QT 间期延长的危险性评估是目前新药研发非常重要的影响因素。联合使用表中的药物或是联合使用抑制细胞色素 P450 代谢的药物会进一步增加危险性。

药物引起 QT 间期延长的机制是抑制延迟整流钾离子通道 Ikr。Ikr 通常由 HERG 或 KCNH2 基因表达，该基因突变将导致 LQT2。HERG 通道似乎特别容易受药物影响而关闭，这是由 HERG 通道的生理分子结构所决定的。低钾血症是常见的危险因素之一，可直接影响 HERG 的功能，可增强药物阻滞作用。Ikr 阻滞及细胞外低钾均可延长动作电位时程，促进早后除极，激发电活动，这是尖端扭转型室速发生的前兆。获得性 LQTS 几乎都能因低镁血症加重。

目前对导致获得性 LQTS 的潜在诱发原因的认识并不像先天性 LQTS 那样清楚，推测可能与药物代谢酶基因变异导致其活性改变和已知导致 LQTS 的基因多态性有关。少数获得性 LQTS 患者可检测到与先天性 LQTS 患者相关的基因突变，可能为亚临床变异。

女性也是其中一个危险因素，女性的 QTc 间期较男性长，在奎尼丁或索他洛尔引发室性心律失常的危险性，女性患者比男性患者高 2 或 3 倍，女性对阻断延迟整流钾离子通道的药物更加敏感，药物引发尖端扭转型室速的发生率更高。

获得性 LQTS 的诊断或诱发尖端扭转型室速没有阈值，QTc 通常很长，>500ms。

获得性 LQTS 的急性治疗包括避免暴露于诱发因素中，纠正低钾血症，维持血钾大于 4mmol/L，静脉给予镁离子。异丙肾上腺素静脉输注或同步电复律可阻止心动过缓或心脏骤停的发生。长期治疗主要是避免服用任何危险性药物。获得性 LQTS 通常不是家族性的，但是一级亲属也需要避免应用可引起 QT 间期延长的药物。

（金红芳 郭晓敏 译）

主要参考文献

Balaji S. Long QT syndrome in children: not one disease anymore. *J Am Coll Cardiol* 2007;**50**:1341–2.

Border WL, Benson DW. Sudden infant death syndrome and long QT syndrome: The zealots versus the naysayers. *Heart Rhythm* 2007;**4**:167–9.

Goldenberg I, Moss AJ. Long QT syndrome. *J Am Coll Cardiol* 2008;**51**:2291–300.

Goldenberg I, Moss AJ, Zareba W. QT interval: how to measure it and what is "normal." *J Cardiovasc Electrophysiol* 2006;**17**:333–6.

Heidbüchel H, Corrado D, Biffi A, et al. Recommendations for participation in leisure-time physical activity and competitive sports of patients with arrhythmias and potentially arrhythmogenic conditions. Part II: ventricular arrhythmias, channelopathies and implantable defibrillators. *Eur J Cardiovasc Prev Rehabil* 2006;**13**:676–86.

Lupoglazoff JM, Denjoy I, Villain E, et al. Long QT syndrome in neonates: conduction disorders associated with HERG mutations and sinus bradycardia with KCNQ1 mutations. *J Am Coll Cardiol* 2004;**43**:826–30.

Maron BJ, Chaitman BR, Ackerman MJ, et al. Recommendations for physical activity and recreational sports participation for young patients with genetic cardiovascular diseases. *Circulation* 2004;**109**:2807–16.

Roden DM. Drug-induced prolongation of the QT interval. *N Engl J Med* 2004;**350**:1013–22.

Roden DM. Long-QT syndrome. *N Engl J Med* 2008;**358**:169–76.

Schwartz PJ, Moss AJ, Vincent GM, et al. Diagnostic criteria for the long QT syndrome: an update. *Circulation* 1993;**88**:782–4.

Schwartz PJ, Priori SG, Spazzolini C, et al. Genotype-phenotype correlation in the long-QT syndrome. *Circulation*. 2001;**103**:89–95.

Schwartz PJ, Spazzolini C, Crotti L, et al. The Jervell and Lange-Nielsen syndrome: natural history, molecular basis, and clinical outcome. *Circulation* 2006;**113**:783–90.

Schwartz PJ, Spazzolini C, Crotti L. All LQT3 patients need an ICD: true or false? *Heart Rhythm* 2008;**6**:113–20.

Schwartz PJ, Spazzolini C, Priori SG, et al. Who are the long-QT syndrome patients who receive an implantable cardioverter-defibrillator and what happens to them? *Circulation* 2010;**122**:1272–82.

Seth R, Moss AJ, McNitt S, et al. Long QT syndrome and pregnancy. *J Am Coll Cardiol* 2007;**49**:1092–8.

Vetter VL. Clues or miscues? How to make the right interpretation and correctly diagnose long-QT syndrome. *Circulation* 2007;**115**:2595–8.

Villain E, Denjoy I, Lupoglazoff JM, et al. Low incidence of cardiac events with beta-blocking therapy in children with long QT syndrome. *Eur Heart J* 2004;**25**:1405–11.

Vincent MG, Schwartz PJ, Denjoy I. High efficacy of β-blockers in long QT syndrome type 1: contribution of non-compliance and QT-prolonging drugs to the occurrence on treatment "failures". *Circulation* 2009;**119**:215–21.

www.fsm.it/cardmoc/

第 **26** 章 儿茶酚胺敏感性多形性室性心动过速

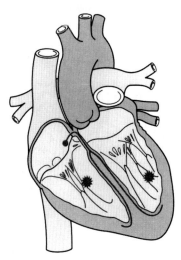

儿茶酚胺敏感性多形性室性心动过速(CPVT)是儿童期最罕见同时也是最危险的室性心律失常之一,伴发晕厥及猝死的危险性很高。CPVT 通常为常染色体显性遗传,20%~50%的患者可检测到心脏兰尼碱受体基因(RYR2)的突变。RYR2 是心肌细胞中肌浆网上主要的钙离子释放通道,与无该基因突变的 CPVT 患者相比,RYR2 基因突变的患者多在儿童期发病,且多见于男童。在少见的常染色体隐性遗传的 CPVT 患者中也曾报道隐钙素基因(CASQ2)突变。

心电图诊断

静息状态下心电图是正常的, 其诊断依据运动中记录的心电图。运动试验、24 小时动态心电图或异丙肾上腺素注射心电图, 通常可记录从室早进展为双向性室速和(或)多形性室速的典型改变。这些患者的心电图通常能反映房早或成串出现的房速。CPVT 也可能是儿童特发性室颤的基础疾病之一。

图 26.1 显示的是 CPVT 的双向性室速的特征性改变, 表现为两种形态相反的 QRS 波交替出现。这名 9 岁女孩在游泳时发作 CPVT 后获救。

图 26.2 为一例 7 岁女孩游泳后发生晕厥, 事件记录仪记录了她的心电图。图中可见几次窦性激动之后出现一串双向性室速,后者可发展成为快速多形性室速,之后又转为双向性室速。该患者获救并诊断为 CPVT。游泳相关的晕厥发作史,强烈提示为 CPVT 或 1 型长 QT 综合征。

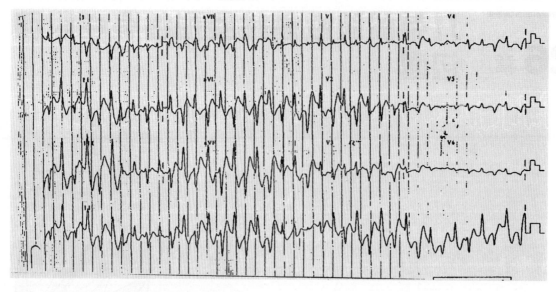

图 26.1 CPVT 的特征性改变,双向性室速

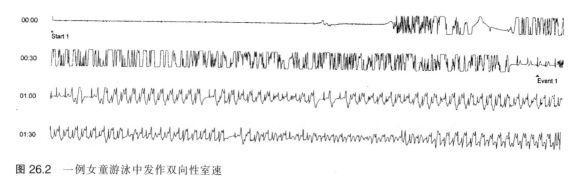

图 26.2 一例女童游泳中发作双向性室速

图 26.3 显示 QRS 波交替有不同的轴,虽然不同导联表现为电轴规律或不规律交替出现,仍可考虑双向性室速。

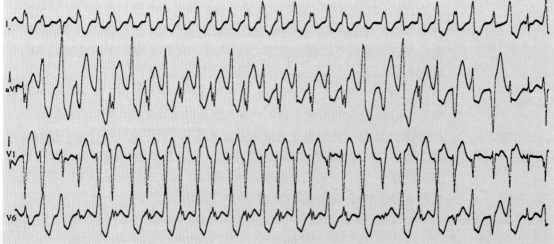

图 26.3 一例双向性室速不同导联表现为电轴规律与不规律交替出现

治疗

很多报道表明，β-受体阻滞剂是 CPVT 患者治疗有效的药物，但是如果用量错误或者突然终止治疗，依然会给患者带来危险。在大龄儿童和青少年中，这一风险经常作为植入式除颤器的指征来考虑。β- 受体阻滞剂选择纳多洛尔，剂量为 1~2mg/(kg·d)。这一剂量的有效性已由心电图运动试验证实。

有研究显示，很多 CPVT 患儿有新的基因突变[Priori 等在 2002 年报道该比例为 10/14 （71%）]。这可能是作为一个在生育年龄之前导致死亡的原因。这一发现的含义是同胞兄妹患有 CPVT 的风险是 15% 而不是 50%。Tester 等(2004)在一项针对 2~34 岁年龄段的 49 例猝死患者的研究中发现，7 例有 RYR2 基因突变。这提示 RYR2 基因突变与不明原因的心脏性猝死的相关性可能比以往认识到的关系更强。

（金红芳 郭晓敏 译）

主要参考文献

Ackerman MJ, Tester DJ, Porter CJ. Swimming, a gene-specific arrhythmogenic trigger for inherited long QT syndrome. *Mayo Clin Proc* 1999;**74**:1088–94.

Choi G, Kopplin LJ, Tester DJ, et al. Spectrum and frequency of cardiac channel defects in swimming-triggered arrhythmia syndromes. *Circulation* 2004;**110**:2119–24.

Francis J, Sankar V, Krishnan Nair V, et al. Catecholaminergic polymorphic ventricular tachycardia. *Heart Rhythm* 2005;**2**:550–4.

Hayashi M, Denjoy I, Extramiana F, et al. Incidence and risk factors of arrhythmic events in catecholaminergic polymorphic ventricular tachycardia. *Circulation* 2009;**119**:2426–34.

Leenhardt A, Lucet V, Denjoy I, et al. Catecholaminergic polymorphic ventricular tachycardia in children. A 7-year follow-up of 21 patients. *Circulation* 1995;**91**:1512–19.

Napolitano C, Priori S. Diagnosis and treatment of catecholaminergic polymorphic ventricular tachycardia. *Heart Rhythm* 2007;**4**:675–8.

Priori SG, Napolitano C, Memmi M, et al. Clinical and molecular characterisation of patients with catecholaminergic polymorphic ventricular tachycardia. *Circulation* 2002;**106**:69–74.

Sumitomo N, Harada K, Nagashima M, et al. Catecholaminergic polymorphic ventricular tachycardia: electrocardiographic characteristics and optimal therapeutic strategies to prevent sudden death. *Heart* 2003;**89**:66–70.

Tester DJ, Spoon DB, Valdivia HH, et al. Targeted mutational analysis of the RyR2-endoded cardiac ryanodine receptor in sudden unexplained death: a molecular autopsy of 49 medical examiner/coroner's cases. *Mayo Clin Proc* 2004;**79**:1380–4.

第 **27** 章 Brugada综合征

　　Brugada 综合征是一种罕见病，常引起年轻男性静息状态下室颤而猝死。尽管最初报道该病是发生在三名儿童中，但儿童很少被确诊。随着人们对晕厥、心脏骤停以及猝死家族史的探究，Brugada 综合征逐渐被人们所了解。表现为室颤的鉴别诊断包括长 QT 综合征、短 QT 综合征、儿茶酚胺敏感性多形性室速、特发性室颤以及 Brugada 综合征。

　　Brugada 综合征是一种显性遗传病，外显率差异很大，少数家族发病是由于 SCN5A 基因突变引起（该基因的其他突变可导致 3 型长 QT 综合征，详见第 25 章）。大部分 Brugada 综合征的遗传发病机制仍未明确。

诊断

　　Brugada 综合征以心电图右胸导联呈下斜型 ST 段抬高为特点，该心电图改变可见于静息状态下，当静脉给予钠通道阻滞剂（氟卡尼或阿义马林）时更常见。图 27.1 和图 27.2 来自一例 11 岁女孩的心电图，其父 39 岁时在睡眠中死亡，尸检结果未见异常，死亡原因不明。图 27.1 为该女孩在静息状态下的 12 导联心电图，V₂ 导联显示 rSr' 波形，可能为一种正常变异，但是在静脉使用钠通道阻滞剂阿义马林时，心电图出现了典型的 Brugada 综合征改变（图 27.2）。该反应提示患儿父亲的死因可能是 Brugada 综合征。

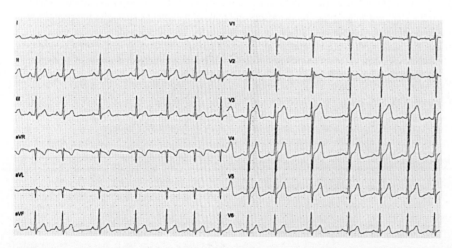

图 27.1　一例 11 岁女孩静息时 12 导联正常心电图

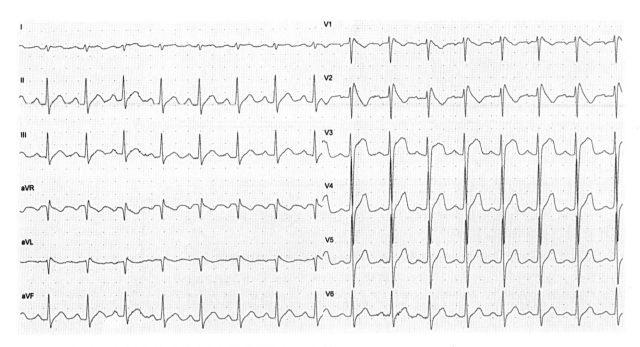

图 27.2　同一例患儿应用阿义马林后心电图,提示有 Brugada 波

　　图 27.3 是一例 15 岁女孩的心电图,其有明显的 Brugada 综合征家族史,缓慢注射氟卡尼 1mg/kg 并记录心电图改变。静息状态下该患儿心电图示正常,注射氟卡尼几分钟后即出现下斜型 ST 段抬高,V_2 导联改变最明显(红色箭头)。

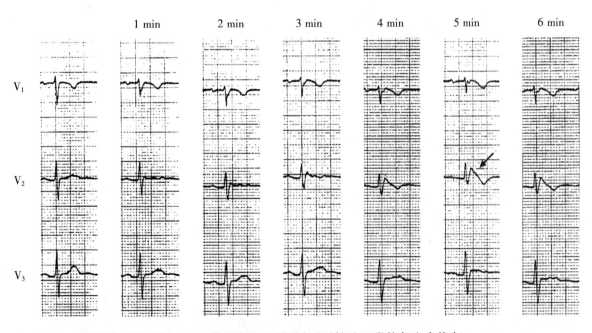

图 27.3　一例缓慢注射氟卡尼(1mg/kg)数分钟后,V_2 导联出现下斜型 ST 段抬高(红色箭头)

　　Brugada 综合征的人群患病率目前还不清楚,成年人中出现 Brugada 样心电图的比例可达 100/10 万;在儿童中所占比例并不明确,但是日本一项针对平均年龄 9 岁儿童的研究表明,出现 Brugada 样心电图改变的比例为人群

的(5~10)/10万。另一项来自欧洲13个医学中心的研究报道,30名患儿诊断为Brugada综合征,其中11名患儿出现晕厥或心脏骤停。上述资料进一步证实该病是一种罕见病。

在基础水平有异常心电图改变或症状的患者,猝死的危险性非常高。猝死家族史似乎并不是发病危险因素,如果只有在药物激发下才显示Brugada综合征的心电图改变,患者猝死的危险性同样也很低。

治疗

普遍认为植入式心脏复律除颤器(ICD)是目前唯一有效治疗Brugada综合征的方法,但近年来有证据证实奎尼丁也有很好的疗效。

目前比较一致的结论是ICD适用于室颤复苏后的患者。对于静息心电图正常的无症状患者,如何治疗目前尚不清楚。药物激发及程序电刺激的电生理学研究仍存在争议。有家族史的无症状患儿,猝死危险性很低,因此可以待其长大后再进行治疗。在儿童时期采用ICD治疗,发生并发症的危险性超过其治疗所带来的益处。

发热通常会促使患儿晕厥,因此患儿如有发热,应及时就诊,并监测心电图改变。

(金红芳　郭晓敏　译)

主要参考文献

Brugada P, Brugada J. Right bundle branch block, persistent ST segment elevation and sudden cardiac death: a distinct clinical and electrocardiographic syndrome. A multicenter report. *J Am Coll Cardiol* 1992;**20**:1391–6.

Brugada P, Brugada R, Brugada J, Priori SG, Napolitano C. Should patients with an asymptomatic Brugada electrocardiogram undergo pharmacological and electrophysiological testing? *Circulation* 2005;**112**:279–92.

Probst V, Denjoy I, Meregalli PG, et al. Clinical aspects and prognosis of Brugada syndrome in children. *Circulation* 2007;**115**:2042–8.

Probst V, Veltmann C, Eckardt L, et al. Long-term prognosis of patients diagnosed with Brugada syndrome: Results from the FINGER Brugada Syndrome Registry. *Circulation* 2010;**121**:635–43.

Viskin S. Brugada syndrome in children. Don't ask, don't tell? *Circulation* 2007;**115**:1970–2.

Yamakawa Y, Ishikawa T, Uchino K, et al. Prevalence of right bundle branch block and right precordial ST-segment elevation (Brugada-type electrocardiogram) in Japanese children. *Circ J* 2004;**68**:275–9.

第 **28** 章   Ⅰ度及Ⅱ度房室阻滞

Ⅰ度房室阻滞

　　Ⅰ度房室阻滞在心电图上表现为 PR 间期延长，通常是由于房室结传导延迟所致。但相似的表现也可出现在因药物或 Ebstein 畸形所导致的房内传导延迟中。在Ⅰ度房室阻滞中，所有的 P 波均下传至心室，且不会导致心动过缓。正常 PR 间期的高限因年龄而异，从婴幼儿的 130ms 到成年人的 170ms。Ⅰ度房室阻滞通常是先天性的，一般不会进展。Ⅰ度房室阻滞也可见于先天性房室间隔缺损、急性风湿热等患者。图 28.1 为一例患有先天性小室间隔缺损患儿的心电图，PR 间期约为 400ms。在对该患儿进行的动态心电监测及运动试验中，其房室传导比例始终保持 1:1，并在 15 年的随访中未出现明显改变。

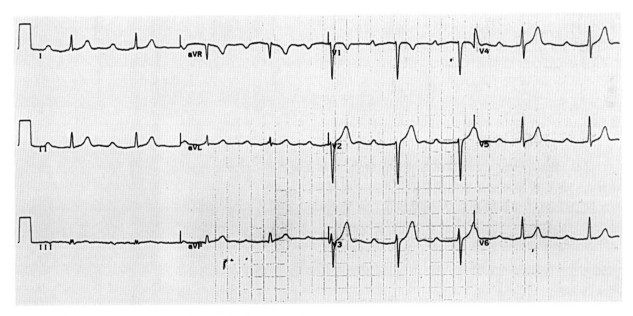

图 28.1　一例室间隔缺损患儿的Ⅰ度房室阻滞心电图

Ⅱ度房室阻滞

　　Ⅱ度房室阻滞中部分 P 波下传，而部分 P 波未下传。最常见的类型为文氏房室阻滞（又称为莫氏Ⅰ型房室阻滞），其特征表现为 PR 间期进行性延长,直至 P 波受阻未下传至心室。在图 28.2 中,PR 间期在第一跳、第二跳、第三跳中逐渐延长,至第四跳时 P 波受阻未下传,房室传导比例多为 3:2 和 4:3。P 波有时会与上一跳 T 波融合而致不易发现(箭头)。在真正的文氏传导中,PR 间期延长的增量逐渐减少,导致 RR 间期逐渐缩短,且最长 RR 间期小于最短 RR 间期的 2 倍,如图所示。

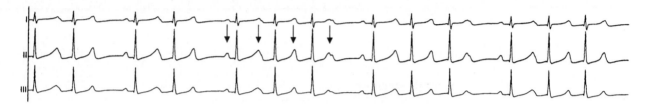

图 28.2　Ⅱ度房室阻滞心电图,PR 间期呈进行性延长直至 P 波受阻未下传至心室(箭头)

　　图 28.3 显示房室传导比例为 3:2 的文氏房室阻滞伴 2:1 传导。2:1 房室传导可能由于莫氏Ⅰ型或莫氏Ⅱ型房室阻滞造成。在此病例中,由于存在房室 3:2 传导,显然为莫氏Ⅰ型所致。

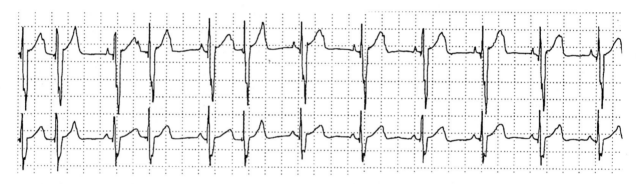

图 28.3　房室传导比例为 3:2 的文氏房室阻滞,合并 2:1 传导

　　文氏房室阻滞是由于房室结传导延迟所致,通常是良性的,且无需特殊治疗。一过性夜间文氏房室阻滞在正常儿童中很常见。
　　莫氏Ⅱ型房室阻滞非常罕见,常提示存在房室结结下传导异常。其特征为传导间歇性突然脱漏,不伴有 PR 间期逐渐延长。莫氏Ⅱ型房室阻滞可见于传导系统疾病患者,几乎均存在宽大的 QRS 波。也可见于术后早期出现的完全性房室阻滞的恢复期。莫氏Ⅱ型房室阻滞并非良性,提示可能需要植入起搏器。
　　图 28.4 为一例 21 岁患有先天性矫正型大动脉转位的男性患者的心电图。在心电监测中发现该患者有未下传的心搏。该患者可能不是典型的莫氏Ⅱ型房室阻滞,因为其心电图中始终存在 PR 间期轻微的延长,且 QRS 波仅略宽于正常值。然而,在传导中断前 PR 间期不存在延长,传导中断后 PR 间期与之前相同,RR 间期为正常窦性心律 RR 的 2 倍。这种情况也许并不是植入起搏器的确切指征,但在临床中也许提示需要做进一步电生理检查以探查房室传导中的问题。

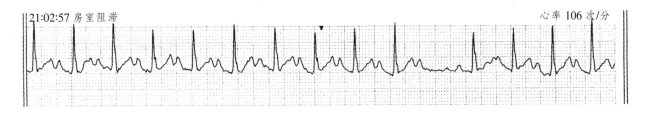

21:02:57 房室阻滞　　　　　　　　　　　　　　　　　　　　　心率 106 次/分

图 28.4　一例非典型莫氏Ⅱ型房室阻滞心电图

在稳定的 2:1、3:1 或 4:1 房室传导中，在传导中断出现前无法找到逐渐延长的 PR 间期，因此其并不像莫氏Ⅰ型或莫氏Ⅱ型房室阻滞那样特征明确，最好描述为"高度Ⅱ°房室阻滞"。图 28.3 所示 2:1 传导比例，QRS 波正常，合并文氏传导，提示存在房室结Ⅰ型传导阻滞，而宽大的 QRS 波可能提示结下Ⅱ型传导阻滞。图 28.5 为一例新生儿稳定的 2:1 房室传导，并且 QRS 波正常，这个发现比较罕见，在这个病例中患儿合并房室隔动脉瘤。

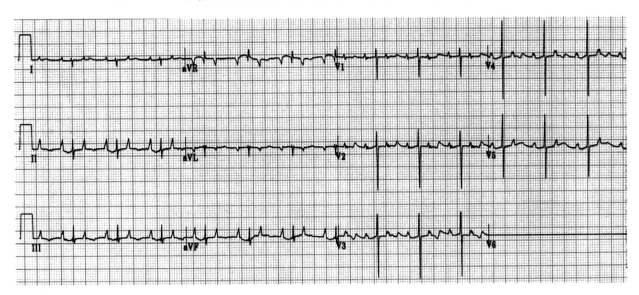

图 28.5　一例新生儿持续 2:1 房室传导伴正常的 QRS 波

图 28.6 为另一例无症状青少年持续房室阻滞的心电图，阻滞比例为 2:1，心脏结构正常。这种心电图需要与房早二联律未下传（见第 11 章）相鉴别，但需要注意的是 2:1 传导的房室阻滞中 PP 间期是规律的，且 P 波形态一致（最好在多个导联中确认）。

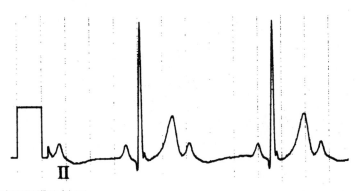

图 28.6　一例持续房室阻滞患者的心电图房室阻滞比例 2:1

（肖燕燕　金梅　译）

119

主要参考文献

Mangrum JM, DiMarco JP. The evaluation and management of bradycardia. *N Engl J Med* 2000;**342**:703–9.

Scott O, Williams GJ, Fiddler GI. Results of 24 hour ambulatory monitoring of electrocardiogram in 131 healthy boys aged 10 to 13 years. *Br Heart J* 1980;**44**:304–8.

Sherron P, Torres-Arraut E, Tamer D, et al. Site of conduction delay and electrophysiologic significance of first-degree atrioventricular block in children with heart disease. *Am J Cardiol* 1985;**55**:1323–7.

Villain E, Bonnet D, Trigo C, et al. Outcome of, and risk factors for, second degree atrioventricular block in children. *Cardiol Young* 1996;**6**:315–19.

第 **29** 章　完全性房室阻滞

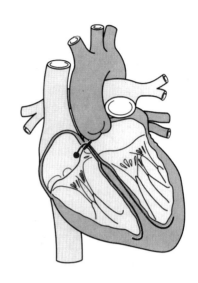

　　完全性房室阻滞是指自心房至心室的电传导完全受阻。心电图显示 P 波频率符合相应年龄段正常范围，心室率一般缓慢、规则，与心房率无关。QRS 波形可以正常，在心脏结构异常或心脏术后其波形也可异常。完全性房室阻滞可以是一种孤立性病变，也可与心血管系统结构异常（如左房异构或先天性矫正型大动脉转位）、肌病（见第 32 章）、心脏外科修补手术等有关。

孤立性完全性房室阻滞病因学

　　胎儿或新生儿孤立性完全性房室阻滞的发病率约为 1/20 000，绝大多数与母体存在 Sjögren 综合征抗体（抗 Ro 和抗 La 抗体）有关。这些母亲大多无症状，但部分患有类风湿性关节炎、系统性红斑狼疮、Sjögren 综合征或其他结缔组织疾病。抗体阳性的孕妇其子女患完全性房室阻滞的概率约为 2%，而且如果其子女患有完全性房室阻滞，其后代再发率可高达 15%。该病的病理生理学仍然不明确，完全性房室阻滞确诊年龄大于 28 天的婴儿或儿童，其母亲抗体多为阴性，且发病原因不明。

完全性房室阻滞的心电图诊断

　　完全性房室阻滞易于从心电图上识别。主要表现为 P 波频率正常，符合相应年龄范围，且房室间电传导脱节，心室率缓慢、规则。新生儿 QRS 波通常正常，如图 29.1 所示。在此病例中，心房率为 142 次/分，心室率是 68 次/分。P 波容易识别（红色箭头），QRS 波规则。

　　图 29.2 显示心室率有时恰好为心房率的 1/2，此时需记录较长时间的心电图，以鉴别是完全性房室阻滞，还是 2:1 房室传导或为窦性心动过缓。

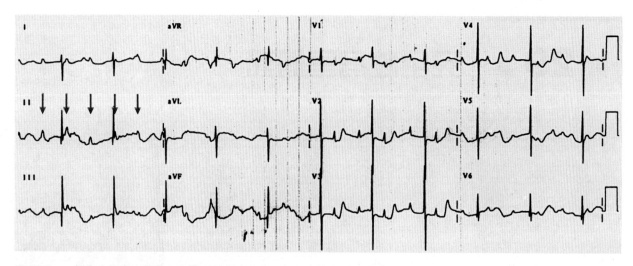

图 29.1　一例完全性房室阻滞心电图,P 波频率>QRS 波,P 波易识别(红色箭头)

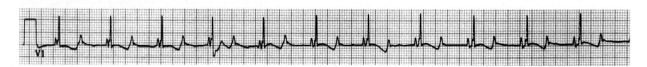

图 29.2　心室率为心房率 1/2 的心电图

不同患儿的心室率可能有较大的区别,而且心室率对于运动的反应也可十分敏感。图 29.3 是一例新生儿的心电图,心室率大约为 75 次/分,完全性房室阻滞的诊断在宫内已经明确,当时胎儿心室率大约为 95 次/分。

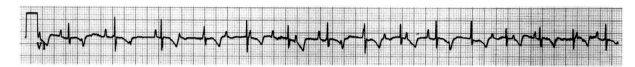

图 29.3　一例完全性房室阻滞新生儿的心电图,心室率为 75 次/分

所有患者的心室率都会有变慢的趋势,并最终需要安装起搏器。图 29.4 和图 29.3 是同一例患儿的心电图,其心室率在 2 岁时下降至 65 次/分。

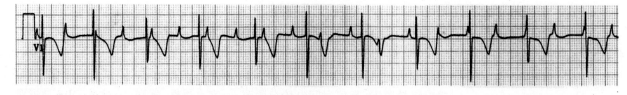

图 29.4　同一例患儿 2 岁时的心电图,心室率下降至 65 次/分

图 29.5 为一例 12 岁有晕厥症状女孩的心电图,其心脏结构正常,心电图心室率缓慢,约 28 次/分,胸前导联 R 波微弱,可能是心室扩张的表现。其发病年龄及病因不明。患儿 4 岁时因心脏杂音就诊,心电图提示完全性房室阻滞(当时未能辨别),而其 1 岁因胃肠炎就诊及 7 岁行扁桃体切除术时的

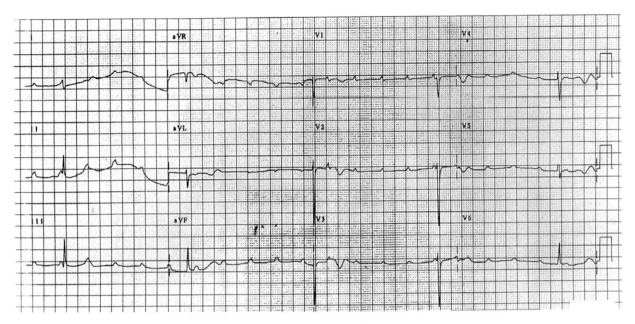

图 29.5　一例有晕厥症状女孩的心电图,心室率约 28 次/分

心电图则记录下了心动过缓的表现。

在合并心脏结构异常或行心脏术后的完全性房室阻滞患儿,QRS 波形往往异常。图 29.6 是一例先天性矫正型大动脉转位(房室连接不一致)患儿的心电图,注意 QRS 波电轴为+20°,V₁ 导联有深的 Q 波,V₆ 导联 Q 波缺失。

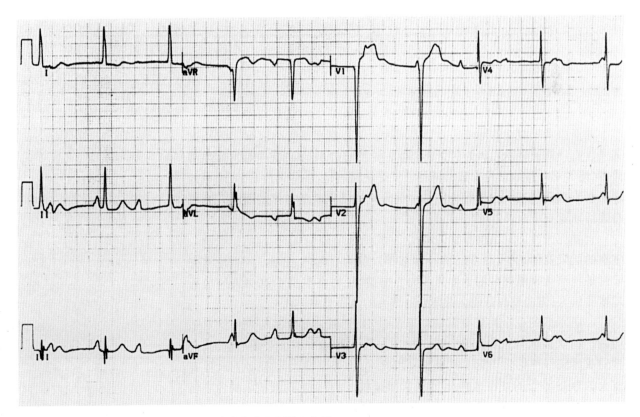

图 29.6　一例矫正型大动脉转位患儿的完全性房室阻滞心电图

起搏适应证

几乎所有完全性房室阻滞患儿均需要在成年前植入永久起搏器。其中一半患儿需在 1 岁以前安装。新生儿安装起搏器的适应证为有心力衰竭表现(较少见)或持续性心动过缓,心率<55 次/分。图 29.7 显示一例新生儿的心电图,心室率 48 次/分,有气促及心力衰竭征象,需安装起搏器。

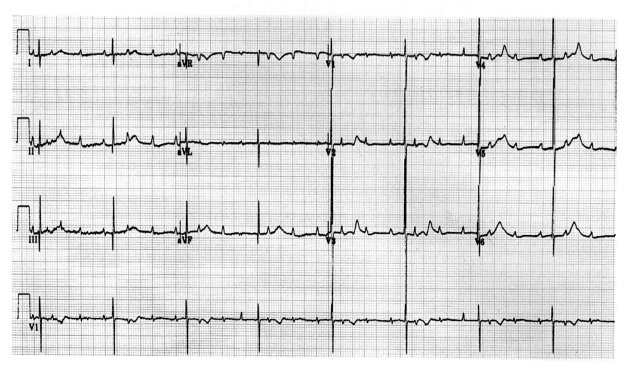

图 29.7 一例新生儿完全性房室阻滞的心电图,心室率为 48 次/分

儿童患者安装起搏器的主要适应证为日间心室率持续小于 50 次/分,尤其是伴有停搏或运动后仍为房室脱节者。年龄超过 10 岁的完全性房室阻滞患者,绝大部分应该已经安装起搏器。值得注意的是,一些无症状、无晕厥的患儿尚未被建议安装起搏器,但是一部分此类已安装起搏器的年长儿童仍自述活动量有所改善。

合并先天性心脏结构异常的患儿,尽管尚无明确的规定,但可接受的心室率的低限要稍高些。图 29.8 是一张多年以前的心电图,记录了一例患有先天性矫正型大动脉转位的 5 岁男孩的心电情况,心室率小于 40 次/分,应行起搏器植入,但遗憾的是他在做完心电图后的几周突然猝死。

心脏术后的完全性房室阻滞如果超过 10 天则为起搏器植入的绝对适应证。10 天后恢复正常者很少见。图 29.9 是一例 18 个月女婴的心电图,在接受重度肌纤维性主动脉下狭窄复发切除术后,心室率大约 75 次/分,伴有宽大的 QRS 波形的室性逸搏,行永久起搏器植入。有关起搏器植入的内容将在第 38 章中讨论。

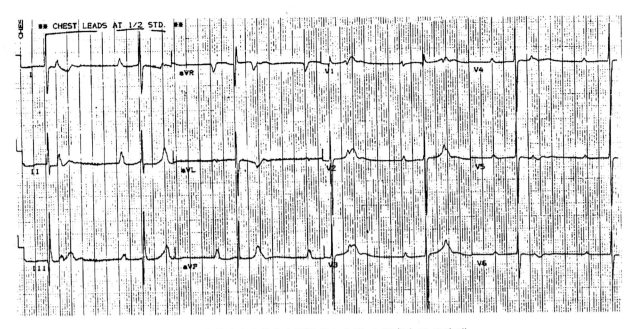

图 29.8　一例矫正型大动脉转位的 5 岁男孩完全性房室阻滞的心电图,心室率小于 40 次/分

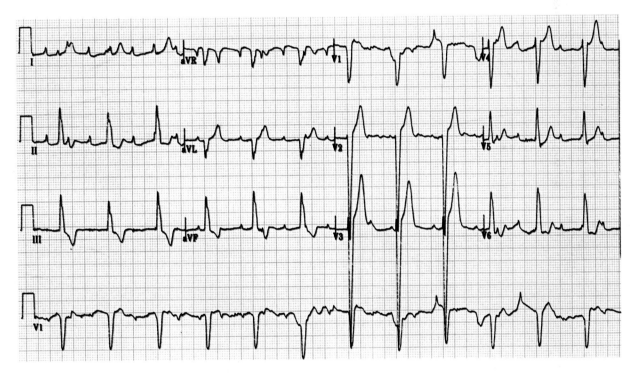

图 29.9　一例主动脉瓣下肌性狭窄切除术后的完全性房室阻滞

（肖燕燕　译）

主要参考文献

Balmer C, Fasnacht M, Rahn M, et al. Long-term follow up of children with congenital complete atrioventricular block and the impact of pacemaker therapy. *Europace* 2002;**4**:345–9.

Dewey RC, Capeless MA, Levy AM. Use of ambulatory electrocardiographic monitoring to identify high-risk patients with congenital complete heart block. *N Engl J Med* 1987;**316**:835–9.

Epstein AE, DiMarco JP, Ellenbogen KA, et al. ACC/AHA/HRS 2008 Guidelines for device-based therapy of cardiac rhythm abnormalities: a report of the American College of Cardiology/American Heart Association Task Force on Practice Guidelines. *Circulation* 2008;**117**:e350–408.

Eronen M, Siren MK, Ekblad H, et al. Short- and long-term outcome of children with congenital complete heart block diagnosed *in utero* or as a newborn. *Pediatrics* 2000;**106**:86–91.

Friedman RA. Congenital AV block. Pace me now or pace me later? *Circulation* 1995;**92**:283–5.

Gross GJ, Chiu CC, Hamilton RM, et al. Natural history of postoperative heart block in congenital heart disease: implications for pacing intervention. *Heart Rhythm* 2006;**3**:601–4.

Jaeggi ET, Hamilton RM, Silverman ED, et al. Outcome of children with fetal, neonatal or childhood diagnosis of isolated congenital atrioventricular block A single institution's experience of 30 years. *J Am Coll Cardiol* 2002;**39**:130–7.

Michaëlsson M, Jonzon A, Riesenfeld T. Isolated congenital complete atrioventricular block in adult life. A prospective study. *Circulation* 1995;**92**:283–5.

Michaelsson M, Riesenfeld T, Jonzon A. Natural history of congenital complete atrioventricular block. *Pacing Clin Electrophysiol* 1997;**20**:2098–101.

Villain E. Indications for pacing in patients with congenital heart disease. *Pacing Clin Electrophysiol* 2008;**31**(suppl 1):S17–20.

Villain E, Coastedoat-Chalumeau N, Marijon E, et al. Presentation and prognosis of complete atrioventricular block in childhood, according to maternal antibody status. *J Am Coll Cardiol* 2006;**48**:1682–7.

Weindling SN, Saul JP, Gamble WJ, et al. Duration of complete atrioventricular block after congenital heart disease surgery. *Am J Cardiol* 1998;**82**:525–7.

第 **30** 章　窦房结功能不全与窦房疾病

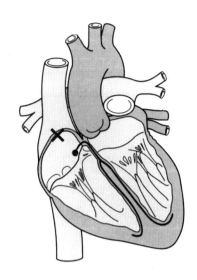

　　症状性窦房结功能不全很少见于心脏结构正常的儿童,近年来少有相关的报道。而在结构性心脏病或心脏外科修补术后的患者则可能出现。

　　窦房结功能不全表现为窦房结自律性异常和窦房传导异常,可表现为多种心电图异常,包括窦性心动过缓、窦性停搏、窦房阻滞及房速。

　　窦房疾病(也称为病态窦房结综合征)是指症状性窦房结功能不全伴相应心电图改变的临床综合征。疾病的进展不仅局限于窦房结,也可出现房性心律失常和房室结传导异常。房性心律失常常表现为慢-快综合征。

　　窦房结功能异常也可继发于其他疾病。早产儿出现窦房结功能异常往往是缺氧的表现。对于婴儿和幼儿,较长的窦性停搏且无逸搏可导致心源性晕厥。对于年龄较大的儿童,窦房结功能不全可能是迷走功能增强的表现,有时伴有晕厥。

　　窦房疾病在儿童中比较少见。大部分病例为男孩,有时呈家族聚集性表现。其主要症状为头晕、先兆晕厥和晕厥。心电图异常可以在静息状态下出现,或在动态心电图监测中出现与症状相关的心电图异常。

　　图 30.1 是一例 14 岁男孩的动态心电图,为非连续记录,患儿有乏力及头晕症状史。其心脏骤停产生的原因是 P 波缺失或者 P 波传导异常。图中有间断发作的房速和不止一种形态的 P 波。

　　图 30.2 为同一患儿再次行动态心电图检查,可见 1:1 下传的房速。QRS波有时呈现为频率依赖的室内差异性传导。

　　图 30.3 是一例无症状新生儿的心电图,表现为交界区逸搏心律,P 波有时在 QRS 波后,有时在 QRS 波前(箭头)。

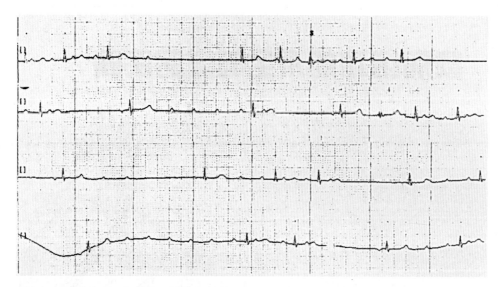

图 30.1　一例乏力、头晕患儿的动态心电图,图中有间断性房速和多种形态的 P 波

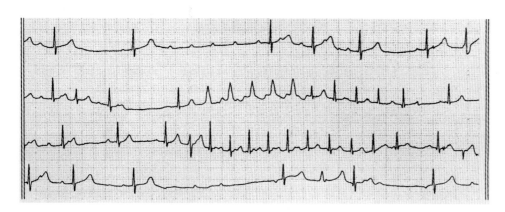

图 30.2　同一例患儿的另一次动态心电图,可见 1:1 下传房速,伴差异性传导

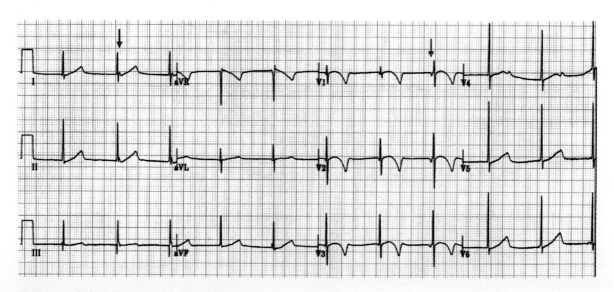

图 30.3　一例新生儿心电图的交界区逸搏心律

窦房结功能不全常见于外科术后,包括缝合线过于靠近窦房结,尤其是大动脉转位心房板障术后和静脉窦型房间隔缺损修补术后(见第 32 章)。图 30.4 是一例 20 岁无症状患者的动态心电图,他在婴儿时期曾行 Senning 手术。图中显示窦性心动过缓后的窦性节律突然下降。

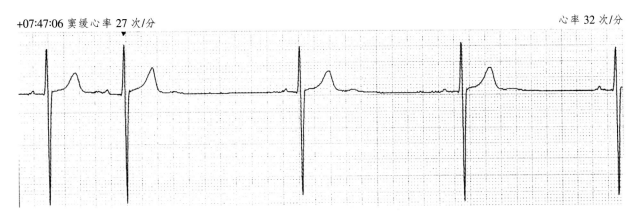

+07:47:06 窦缓心率 27 次/分　　　　　　　　　　　　　　　　　　　心率 32 次/分

图 30.4　一例 Senning 术后 20 年的动态心电图,存在窦缓和窦性停搏

治疗

该病的治疗方案取决于患者是否存在症状及其他临床状况。一般不推荐对无症状而仅有心电图异常的患者进行处理。伴有临床症状的慢性心律失常需要治疗,如果临床症状明显,是植入起搏器的明确适应证。若房室传导正常,单纯心房起搏就已足够,但临床上更常用心室起搏或双腔起搏,尤其是当患者大部分时间是窦性心律的情况下。房速的治疗可以使用 β-受体阻滞剂、地高辛或其他抗心律失常药物,但这可能加重缓慢性心律失常并需植入起搏器。

(郭继鸿 译)

主要参考文献

Benson DW, Wang DW, Dyment M. Congenital sick sinus syndrome caused by recessive mutations in the cardiac sodium channel gene (SCN5A). *J Clin Invest* 2003;**112**:1019–28.

Friedli B. Sino-atrial disease. In Wren C, Campbell RWF (eds). *Paediatric cardiac arrhythmias*. 1996. Oxford University Press.

Kugler JD. Sinus node dysfunction. P*rog Pediatr Cardiol* 1994;**3**:226–35.

Mackintosh AF. Sinuatrial disease in young people. *Br Heart J* 1981;**45**:62–6.

Mangrum JM, DiMarco JP. The evaluation and management of bradycardia. *N Engl J Med* 2000;**342**:703–9.

Park DS, Fishman GI. The cardiac conduction system. *Circulation* 2011;**123**:904–15.

Yabek SM, Dillon T, Berman W Jr, et al. Symptomatic sinus node dysfunction in children without structural heart disease. *Pediatrics* 1982;**69**:590–3.

第 **31** 章　术后早期心律失常

　　术后早期引发血流动力学异常的心律失常的发生率为 15%~20%,在开放性手术、低龄患儿、复杂心内修补术后更常见。通过常规放置临时心外膜心房和心室起搏导线使术后心律失常的诊断及治疗变得容易。各种类型的心律失常均可发生,下面介绍的几种则最为重要。

心动过速

　　窦性心动过速(窦速)在术后非常常见,疼痛、发热、应用正性肌力药物等均可诱发。虽然窦速通常不认为是心律失常,但需要与更明显的心律失常相鉴别,特别是交界区心动过速。应用腺苷可使窦速逐渐减慢,随着药物代谢,心率会逐渐加快(图 31.1)。

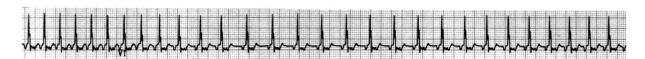

图 31.1　窦性心动过速

　　但是应用腺苷有时会在减慢窦性心率的同时抑制心房激动,导致短暂结性心律失常(图 31.2)。

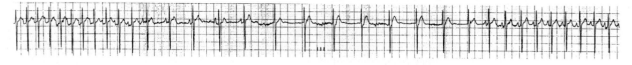

图 31.2　应用腺苷后出现短暂的交界区心律

　　术后的窦性心动过速偶可导致血流动力学异常,因窦速合并Ⅰ度房室阻滞时,P 波位于前面的 ST 段内,使得心房收缩落在心室收缩期内,导致心输出量减少。图 31.3 所示 P 波在体表心电图不可见(图 31.3 第一条),但在心房心电图则很好辨认(图 31.3 中间一条红箭头所示)。因为应用腺苷后窦律减慢,导致暂时交界区心律可以确诊(中间一条)。解决该问题的方法是应用保持房室收缩顺序的双腔临时起搏,同时程控为较短的 AV 间期(即房室传导时间),消除Ⅰ度房室阻滞,改善血流动力学。

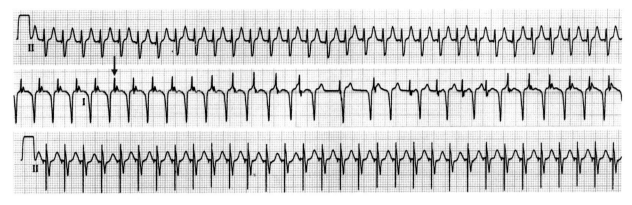

图 31.3　合并 I 度房室阻滞的窦性心动过速

交界区异位性心动过速是围术期较为严重的心律失常,多在返回至 ICU 数小时内发作,特征为心房传导分离。由于靠近希氏束,房室结区周围组织出血、水肿所致。婴儿多见于法洛四联症、室间隔缺损、房室间隔缺损等心内修补术后。当心室率较慢伴 QRS 波形态正常,规律出现,P 波与之分离,房率慢于室率时易明确诊断(图 31.4,黑色箭头)。偶有窦性夺获使 QRS 波形态异常(红色箭头,也可见于第 17 章)。QRS 波形态一般正常,但在法洛四联症术后可表现为右束支阻滞或在左室流出道术后表现为左束支阻滞。

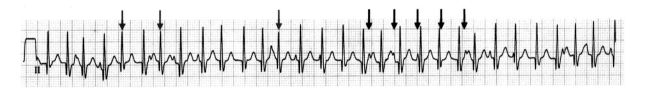

图 31.4　交界区异位性心动过速,P 波与 QRS 波分离(黑色箭头),窦性夺获(红色箭头)

如果 P 波在常规心电图中不易发现,应用心外膜临时起搏导线获取心房心电图会有所帮助。图 31.5(红色箭头)中心房电活动显示出来 P 波分离可证实诊断。

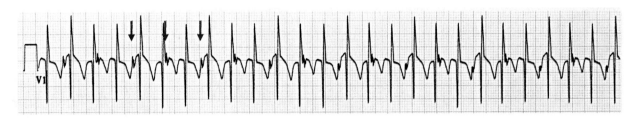

图 31.5　心外膜临时起搏,获取心房心电图,显示出 P 波分离(红色箭头)

当交界区异位性心动过速房室传导 1:1 逆传时,诊断更困难。应用腺苷可短暂终止逆传,表现为室房脱节,可协助诊断。图 31.6 中开始看不到 P 波,应用腺苷终止逆传,P 波出现,频率稍慢于 QRS 波。

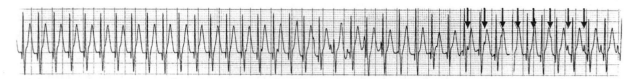

图 31.6 交界区异位性心动过速伴室房 1:1 逆传,应用腺苷后终止逆传,P 波出现(红色箭头)

　　交界区异位性心动过速可在短期内引起严重血流动力学异常,直流电复律及超速起搏通常无效。应尽早纠正代谢异常,尽可能减少使用正性肌力药物。积极的处理方式包括降温至 34℃~35℃,应用胺碘酮以及起搏治疗。治疗的目的主要是控制心室率而不仅是转复窦律。心房超速起搏可以恢复正常房室激动收缩顺序,但其代价是心室率轻度增快。正常房室顺序也可通过室房顺序起搏克服室房逆传阻滞获得,使 P 波位于随后的 QRS 波之前,这可通过反转心房心室电极导线获得,但是设置很困难且难以维持。交界区异位性心动过速是术后的一个短期过程,3~5 天可恢复正常,治疗即可停止。

房速及房扑

　　各种类型的房性心律失常可以在术后早期出现,有些患儿在婴儿期或儿童期曾有过心律失常发作,但多数为术后新出现的。房速房率很快伴 2:1 传导时, 体表心电图不易看清。放置心房导线或应用腺苷可以协助诊断。图 31.7 所示 9 岁女孩三尖瓣成形术后,体表心电图提示心动过速,但不易发现 P 波。图 31.8 左右上肢肢体导联与临时心房电极相连,意味着 Ⅰ 导联产生心

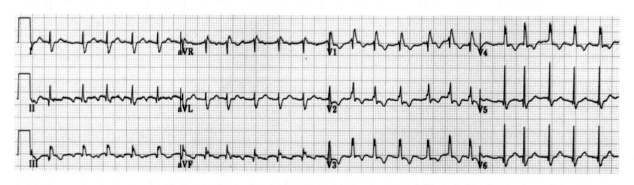

图 31.7 一例 9 岁女孩三尖瓣成形术后心动过速,P 波不能辨认

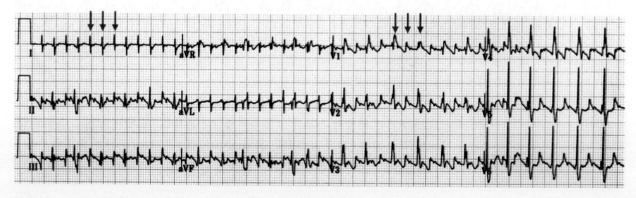

图 31.8 上例患儿"杂交"心电图

房电图,其他导联为叠加心房电图的杂交电图(hybrid),因此很容易发现房速,速率 300 次/分,其传导各异。

图 31.9 为一例 Fontan 术后再行房室瓣置换术的儿童,其节律不规整,窦性 P 波不易找出。

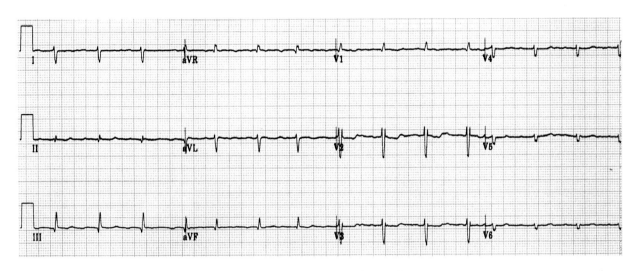

图 31.9　一例 Fontan 术后行房室瓣置换术患儿的心电图,节律不整,未见 P 波

图 31.10 示将同一患儿的临时心房起搏导线与 V₁ 连接后的心电图,节律变得清晰,可见心房率 250 次/分的房速,伴有多变的房室传导,振幅高大、波形尖锐的为 P 波,振幅小的为 QRS 波(红色箭头)。

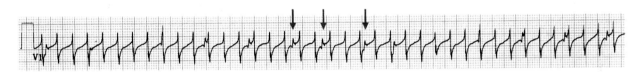

图 31.10　将临时心房起搏导线与 V₁ 连接后的心电图,可见 P 波(红色箭头)

图 31.11 是另一例心律性质在常规心电图上很难判断,但明显不是窦性心律,有一低波幅的电活动,并见规律的 QRS 波。

通过其心房电图可看出这是房速(图 31.12),心房率约 280 次/分,但由于完全性房室阻滞引起房室分离。

图 31.13 显示一例 3 岁男孩行先天性矫正型大动脉转位双调转术后,出现持续的心动过速。应用腺苷后明确诊断,显示为房扑伴一过性房室阻滞。

术后早期心律失常的治疗依赖于临床状态的判断。窦性心律转复首先选择心房超速起搏和直流电复律。如为首次发作且心功能状态良好,可能不需要药物治疗。如果既往有心律失常史,而且存在血流动力学异常,应用胺碘酮或 β-受体阻滞剂可能会减少复发的风险。

房室折返性心动过速是心脏结构正常的儿童常见的心律失常,对于有结构性心脏病的患儿,此类心律失常多出现于术后早期。诊断通常不困难,1:1 传导的心动过速可通过静脉应用腺苷或超速起搏终止。如果术前没有发作史,不需要预防性应用抗心律失常药物(见第 12 章)。

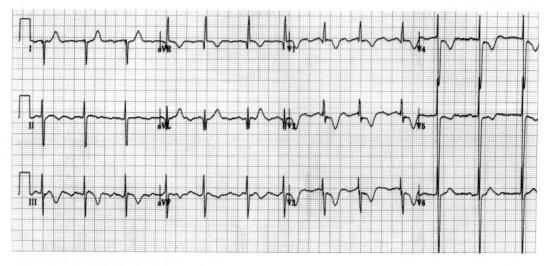

图 31.11 另一例体表心电图,心律性质难判断

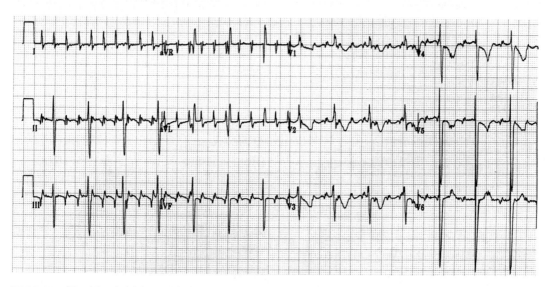

图 31.12 同一例心房电图,显示房速

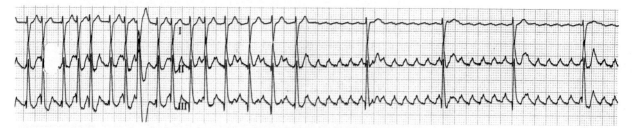

图 31.13 持续性心动过速,应用腺苷后出现短暂的房室阻滞,显示心房扑动波

　　心房异位性心动过速是术后少见的心律失常(见第 7 章),常出现于大动脉转位房间隔造口术后,一般耐受良好,无需治疗,数日后恢复正常。治疗包括纠正低钾血症,减少应用正性肌力药物,口服或静脉应用 β-受体阻滞剂。

房颤是儿科少见的心律失常,可见于年长儿或年轻人术后(见第10章)。如果是首次出现,常于24小时内自行转复,故多无需治疗。可通过应用钙通道阻滞剂、β-受体阻滞剂、地高辛或胺碘酮控制心率。同时纠正异常的血流动力学、减轻疼痛、减少正性肌力药物、纠正电解质紊乱、贫血或缺氧。电复律在血流动力学不稳定或24小时仍未终止发作时应用。如有反复发作,可考虑预防性应用美托洛尔、索他洛尔、胺碘酮或其他抗心律失常药物。应用华法林可预防卒中风险。

房早在术后早期很常见,多不需治疗(见第11章),仅偶尔导致血流动力学异常。图31.14所示新生儿完全性肺静脉异位引流术后出现房早,房早有的下传(黑色箭头),有的未下传(红色箭头),导致心动过速或心动过缓。此患儿对应用胺碘酮不敏感,但口服普奈洛尔后迅速转复。

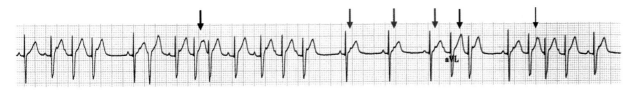

图31.14　房早律下传(黑色箭头),及未下传(红色箭头)

室早在术后早期也很常见,多不导致血流动力学异常,无需治疗(见第23章)。如需治疗的话,则应考虑有无室速的风险。

术后早期很少出现室速(见第18章),出现时多为非持续性,常与心肌疾患、缺血或心室功能异常有关。QRS波表现为宽大畸形。电解质紊乱、酸中毒可能会导致心室功能恶化。治疗很难逐一而论,如果心输出量减少需要紧急处理,可用同步电复律0.5~1J/kg;如果首次无效,可接下来应用2J/kg。在非紧急情况下静脉应用钙或镁可能会使状态更平稳,镁盐剂量为25~50mg/kg(0.1~0.2mmol/kg),10~15分钟内给入,如必要可重复使用,最大剂量为2g。

如需应用抗心律失常药物,可在胺碘酮或利多卡因[常用剂量1mg/kg,20~50μg/(kg·min)]间选择,静脉应用艾司洛尔偶尔也会有效。图31.15为一例5岁女孩右室流出道管道置换术后继发心肌缺血,并出现呼吸停止,其心电图可见规律宽大QRS波,室率240次/分,12导联心电图可见室房分离(但在下图单导联心电图中,室房分离不易观察到),这种情况下,心房心电图或右房压力监测也可证实心房分离。

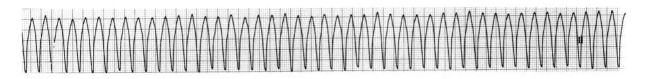

图31.15　一例右室流出道管道置换术后室速

室颤在术中或术后早期很少发生,约占1%,多与冠脉异常或心肌灌注不良导致心肌缺血有关,特别是存在心功能受损的患者。可见于完全性大动脉转位动脉调转术后、左冠状动脉起源于肺动脉或 Norwood 术后。其他原因还包括冠脉气栓、药物过量、静脉应用钾等。

如果发生室颤，需立即行心肺复苏，尽快给予非同步直流电电复律 2J/kg。如果提供足够心输出量的预期心律不能维持，应持续心肺复苏，并再次给予 4J/kg 除颤。如果仍无效，静脉内给予肾上腺素 0.01mg/kg(0.1mL/kg，1：10 000)，持续胸部按压和直流电除颤及肾上腺素重复使用。如果室颤持续，可应用胺碘酮 5mg/kg 或利多卡因 1mg/kg。如果除颤成功但是室颤重复出现，仍持续胸部按压，再次弹丸式给予同等剂量的胺碘酮，并应用曾经有效除颤的功率再次除颤。当窦性心律恢复或恢复至其他能保证足够心输出量的节律后，应尽快找到室颤的原因并予以纠正。

心动过缓

窦性心动过缓是常见的情况，应用心房起搏可达到适当的心率以保证心输出量，通常是一过性的，极少需要安装永久起搏器。

窦房结功能障碍见于手术缝合位置靠近窦房结或影响了血运。这些情况包括静脉窦型房间隔缺损修补、半 Fontan 手术、全腔静脉侧管道连接术、Senning 手术或其他心房挡板手术。诊断窦房结功能不全的方法各异。一般来说，或依据正常窦性 P 波消失并伴有心房或交界区节律减慢，或出现窦性停搏而确诊。通过临时心房起搏，窦房结功能可短期恢复。随着时间的推移，病情可缓解或痊愈，仅有极少的患者需要安装永久起搏器。

以往因对复杂先天性心脏病的传导组织了解不足，术后完全性房室阻滞多见。随着外科医生对复杂心血管异常的房室结及希氏束解剖的深入了解，复杂先天性心脏病已明显减少。但仍会有完全性房室阻滞发生，尤其是小婴儿的复杂心内修补术更易出现。

房室阻滞常为暂时性的，通过起搏器可调至适当心率，大多于 10 日内恢复。超过这个时间未恢复，安装永久起搏器的可能性明显增加。

图 31.16 所示为 18 个月女婴主动脉瓣下重度狭窄术后心电图，房率为 160 次/分(红色箭头)，室率为 75 次/分，为完全性房室阻滞。QRS 波宽大，与左束支阻滞类似，房室传导未恢复，离院前安装了永久起搏器。

图 31.17 为一例 5 岁患儿 Fontan 术后行房室瓣置换术的心电图，完全性房室阻滞，房率为 115 次/分，室率为 90 次/分。心电图(aVF 导联)显示 P 波(红色箭头)大于 QRS 波。最终房室传导恢复，未用起搏器。

临时心外膜起搏还可用于无房室阻滞的患者，这种情况下，主要是通过调整房室间期和或多位点心室起搏改善房室同步、室间同步以达到提高心输出量的目的。

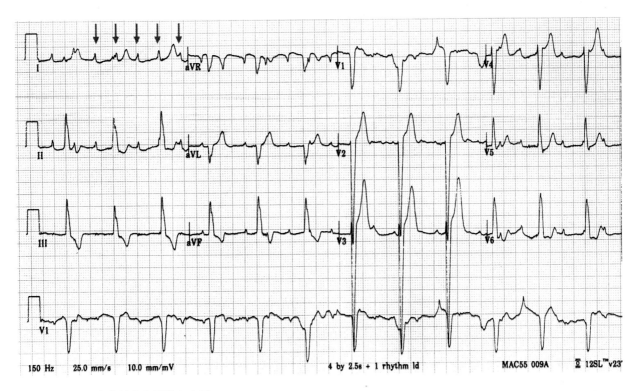

图 31.16　术后完全性房室阻滞心电图

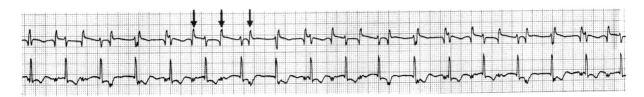

图 31.17　术后一过性完全性房室阻滞,见高大 P 波(红色箭头)

（梁永梅　韩玲　译）

主要参考文献

Delaney JW, Moltedo JM, Dziura JD, et al. Early postoperative arrhythmias after pediatric cardiac surgery. *J Thorac Cardiovasc Surg* 2006;**131**:1296–300.

Drew BJ, Califf RM, Funk M, et al. Practice standards for electrocardiographic monitoring in hospital settings. *Circulation* 2004;**110**:2721–46.

Haas NA, Camphausen CK. Impact of early and standardized treatment with amiodarone on therapeutic success and outcome in pediatric patients with postoperative tachyarrhythmia. *J Thorac Cardiovasc Surg* 2008;**136**:1215–22.

Janousek J. Cardiac resynchronisation in congenital heart disease. *Heart* 2009;**95**:940–7.

Kleinman ME, Chameides L, Schexnayder SM, et al. Pediatric Advanced Life Support: 2010 American Heart Association guidelines for cardiopulmonary resuscitation and emergency cardiovascular care. *Circulation* 2010;**122**:S876–908.

Kovacikova L, Hakacova N, Dobos D, et al. Amiodarone as a first-line therapy for postoperative junctional ectopic tachycardia. *Ann Thorac Surg* 2009;**88**:616–22.

Manrique AM, Arroyo M, Lin Y, et al. Magnesium supplementation during cardiopulmonary bypass to prevent junctional ectopic tachycardia after pediatric cardiac surgery: A randomized controlled study. *J Thorac Cardiovasc Surg* 2010;**139**:162–9.

Moltedo JM, Rosenthal GL, Delaney J, et al. The utility and safety of temporary pacing wires in postoperative patients with congenital heart disease. *J Thorac Cardiovasc Surg* 2007;**134**:515–16.

Rho RW. The management of atrial fibrillation after cardiac surgery. *Heart* 2009;**95**:422–9.

Rosales AM, Walsh EP, Wessel DL, et al. Postoperative atrial tachycardia in children with congenital heart disease. *Am J Cardiol* 2001;**88**:1169–72.

Silva JNA, Van Hare GF. Management of postoperative pediatric cardiac arrhythmias: current state of the art. *Curr Treat Options Cardiovasc Med* 2009;**11**:410–16.

Valsangiacomo E, Schmid ER, Schüpbach RW, et al. Early postoperative arrhythmias after cardiac operation in children. *Ann Thorac Surg* 2002;**74**:792–6.

Van Hare GF. Ventricular fibrillation in the postoperative cardiac patient. In: Quan L, Franklin WH (eds), *Ventricular fibrillation: a pediatric problem*. Armonk, NY: Futura Publishing Co. Inc., 2000: 115–26.

Walsh EP, Saul JP, Sholler GF, et al. Evaluation of a staged treatment protocol for rapid automatic junctional tachycardia after operation for congenital heart disease. *J Am Coll Cardiol* 1997;**29**:1046–53.

Weindling SN, Saul JP, Gamble WJ, et al. Duration of complete atrioventricular block after congenital heart disease surgery. *Am J Cardiol* 1998;**82**:525–7.

第**32**章 术后远期心律失常

外科治疗手段的发展改变了许多心脏畸形患者的前景,从近乎普遍的早期死亡变为可长期生存以及很低的围术期死亡率。我们目前面临的状况是,在人群中有比小儿更多的成人先天性心脏病患者。多年来,为了降低远期心律失常导致的死亡率,许多术式发生了改进。现在婴儿外科治疗预后较 10~20 年之前好很多,其中远期心律失常的减低是很重要的因素。

然而,有许多患者仍处于术后远期心律失常的风险中,特别是大动脉转位的 Mustard 手术或 Senning 手术、Fontan 术、法洛四联症矫治术。总的来说,外科手术相关的心律失常有切口性房速(房扑)、窦房结病变、室速。

Mustard 手术和 Senning 手术后的心律失常

20 世纪 70~80 年代出生的大动脉转位患者多经历了心房板障手术治疗——Mustard 手术或 Senning 手术。一段时间后, 他们大部分出现心律失常,成为远期死亡率增高的一个重要因素,这也是近 20 年来大动脉转位手术术式改为 Switch(大动脉调转术)的一个原因。现在仍有一大批 Mustard 手术或 Senning 手术术后的青少年患者,他们心律失常的管理仍是一个很大的挑战。随着时间的推移,许多患者失去了窦性心律,发展为结性或交界区心动过缓。是否有症状和需要干预之间并没有必然联系。如果患者有症状、有显著的心动过缓或停搏,或有严重的心室功能受损,是植入永久起搏器的指征。

图 32.1 显示一例 23 岁男性患者 Senning 术后的心电图记录。他在清醒状态下显示窦性心动过缓,是窦房结功能障碍的证据(见第 30 章)。但他没有症状,没有三尖瓣反流,右室功能正常,所以他没有安装起搏器的指征。

图 32.2 是另外一例之前做过 Senning 术的年轻人的动态心电图记录,显示在睡眠中一段很长的窦性停搏。他的症状轻微,但是在记录中的另外一个时间段有很严重的心动过缓,右室功能受损,中度三尖瓣反流,因此植入了起搏器。没有证据表明起搏器可减低猝死和房性心律失常的发生。

房扑是最常见的心动过速,与手术切口性房速一样常见,有心室功能受损的患者更常见。它可能会出现在有症状的患者中或仅在患者的常规复诊检查时发现,其心室率不受影响。

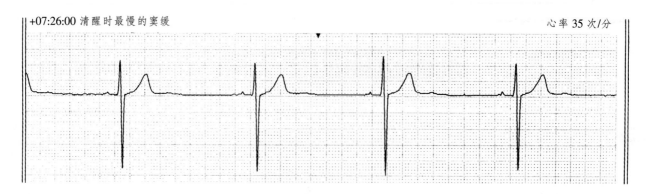

图 32.1 Senning 术后的窦性心动过缓心电图

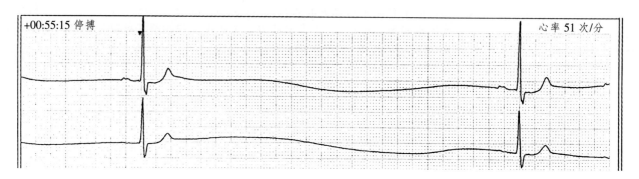

图 32.2 另一例 Senning 术后的 Holter 记录,可见窦性停搏

图 32.3 是一例 19 岁男孩行 Senning 术后的心电图,无明显 P 波,心室率增快,QRS 波正常,静脉注射腺苷后,诊断变得明确,房室传导减慢且心房扑动波变得明显,下传比例为 2:1。

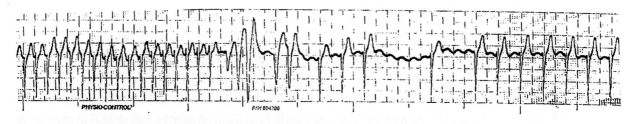

图 32.3 一例 Senning 术后心电图,应用腺苷后显示房扑伴 2:1 下传

图 32.4 显示一例临床随访的 25 岁男子的心率趋势。他的心电图显示为窦性心律,在清醒状态下心率为 110 次/分,但睡眠状态下仅下降了少许(与正常窦性心律的心率变异性有很大差异),进一步检查心电图,证实为 2:1 房室传导的房速。

图 32.5 是一例 25 岁女性 Senning 术后的心电图。她突发心悸、气短,心电图出现轻微不规则的心动过速,约 130 次/分,只看 V_1 导联会误诊为窦性心律。仔细观察就会发现其他导联没有正常 P 波,下部导联波形表现为房扑或房速。数分钟后复查心电图,诊断变得明确,出现了房速,为 300 次/分,合并房室传导异常(图 32.6)。

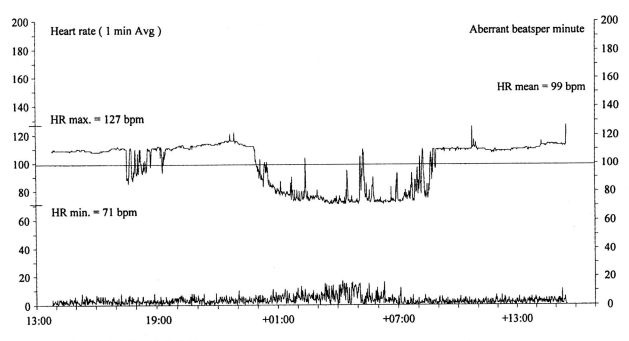

图 32.4　一例房速患者的心率趋势图

这种情况下出现房扑的紧急处理方法是同步直流电复律。患者长期管理手段包括应用药物治疗控制心率以及导管消融术。

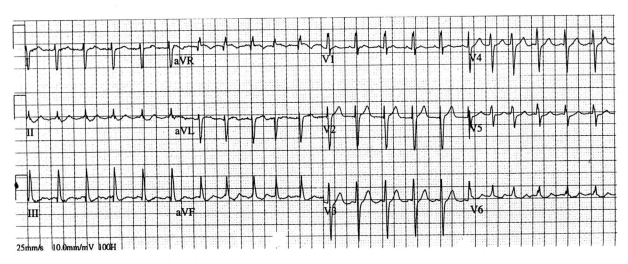

图 32.5　一例 Senning 术后心动过速心电图，V₁ 导联易误诊为窦性心律（似有 P 波）

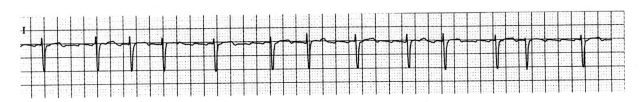

图 32.6　同一例患者，数分钟后心电图，证实为房速伴有程度不等的房室阻滞

另外一个严重问题是心房调转术后远期猝死,危险性大约是 5‰每患者年,或每年 1/200。个人风险预测比较难,心功能差是一个高危因素,死亡多由室颤或室速引起,但对指导患者植入除颤器的风险预测仍有很大争议。

法洛四联症矫治术后的心律失常

法洛四联症矫治术后早期严重心律失常并不常见,但其发生率随着时间的推移逐渐增加。其发生通常与严重的血流动力学异常有关,如肺动脉瓣反流、右心室功能受损和三尖瓣反流。最常见的心律失常是房速(房扑或房颤)和室速。如果 QRS 波类似于右束支阻滞,那么诊断可能是房性心律失常。如果显示为左束支阻滞,那很可能是室速。

手术切口性折返性房速(房扑)是最常见的法洛四联症矫治术后的远期心律失常。图 32.7 是一例法洛四联症矫治术后的年轻患者心电图,显示房速伴 1:1 房室传导,右束支阻滞型 QRS 波,此为法洛四联症矫治术后正常 QRS 波型。

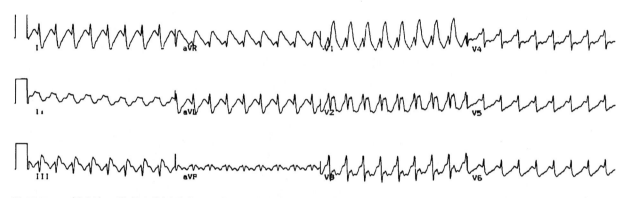

图 32.7　一例法洛四联症患儿矫治术后心动过速心电图,QRS 波为右束支阻滞

在传导减慢(图 32.8)、P 波(红色箭头)明显时诊断变得明确。

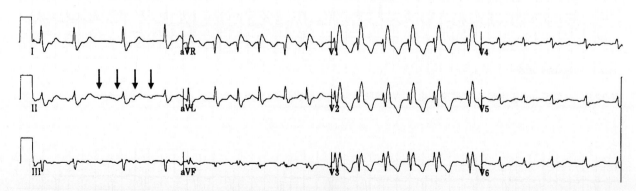

图 32.8　同一病例传导减慢时,P 波(红色箭头)显露,房速诊断明确

图 32.9 为另外一例法洛四联症矫治术后的房速,心率显示异常,为 160 次/分。应用腺苷后导致心房率不变的文氏房室阻滞(箭头)。

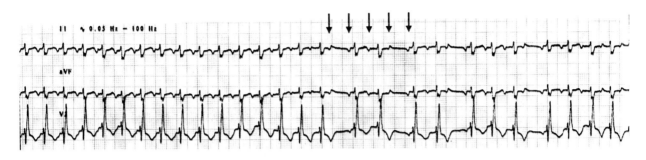

图 32.9 另一例法洛四联症矫治术后房速,应用腺苷后心房率不变伴文氏阻滞(箭头)

房速通常发生于右室功能差的患者,常伴有肺动脉瓣和(或)三尖瓣反流,急诊处理最好的方法是通过直流同步电复律恢复为窦性心律。长期管理方法包括药物治疗(胺碘酮、索他洛尔等)、导管消融术或外科手术。如果计划置换肺动脉瓣,无论是否三尖瓣成形,为预防房速的发生同时进行右房迷宫手术是明智的选择。

在法洛四联症矫治术后迟发室速是罕见且严重的,其发生常伴有晕厥、晕厥前兆、心悸、气短,QRS 波常与左束支阻滞类似(图 32.10)。

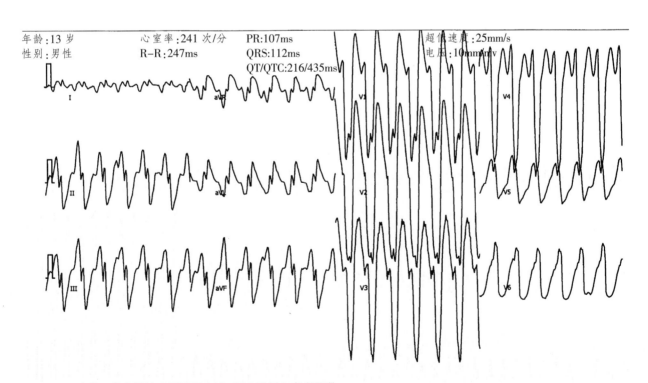

图 32.10 法洛四联症矫治术后迟发室速,QRS 波似左束支阻滞

图 32.11 显示另外一例法洛四联症矫治术后的室速。QRS 波增宽,主波向下,与左束支阻滞类似,证明心律失常源于右室流出道。室速心电图与电生理诱发可显示不同图形,因为其折返通路是复杂多样的。

是否伴有血流动力学改变是室速治疗的依据。在长期治疗计划实施前,急诊治疗手段是同步直流电复律。如果肺动脉瓣反流需要行肺动脉瓣置换,最好是术前或术中进行电生理描记,在术中对心律失常进行冷冻消融。治疗还包括抗心律失常药、导管消融术和植入除颤器。

法洛四联症术后远期猝死是极其罕见的,总体风险为 1.5‰每患者年或每年 1/700。尽管许多危险因素被提出,除了持续超过 3 天的房室阻滞为危险因素,其他因素均无法有效预测。但晕厥或持续室速的出现增加了猝死的风险,针对性治疗将会减少这种风险。

Fontan 术后的心律失常

Fontan 术及其改良手术针对多种类型的心脏畸形:单一或共同房室瓣、单个或发育不良的心室。在过去的 20 年里得到快速发展,现在改进为全腔静脉肺动脉连接的手术方式,即通过外管道将下腔静脉与肺动脉连接。最近的术式修改极大降低了远期心律失常的风险,但现在仍有许多成年人处于所谓的经典 Fontan 术后,即直接的心房肺动脉连接术后状态。这种情况,远期心律失常仍很普遍,经常发展为非窦性心动过缓或心房折返性心动过速,比如常见的房扑。其心动过速的原因是右房扩大和手术瘢痕。

图 32.12 是一例全腔静脉肺动脉连接术后 7 岁男孩的心电图,显示心动过速 260 次/分和 1:1 房室传导。P 波很清晰,在 I 导联为双向,II 导联和III 导联为倒置,V₁ 导联为正向。单靠心电图很难区别这种房室折返。第二个记录如图 32.13 所示,数分钟后,仍为相同的特征,但是 2:1 房室传导。房室旁路参与的房室折返性心动过速,在心动过速时不能出现 2:1 房室传导,因此房性心动过速的诊断被确认。

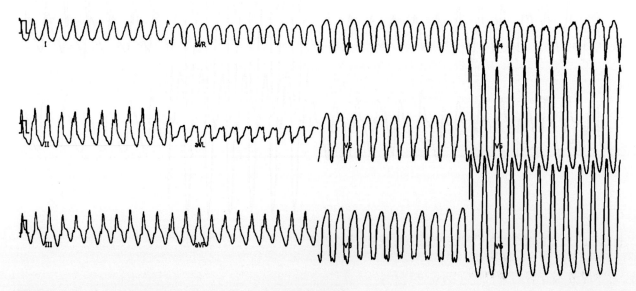

图 32.11 另一例法洛四联症矫治术后的室速,QRS 波呈左束支阻滞

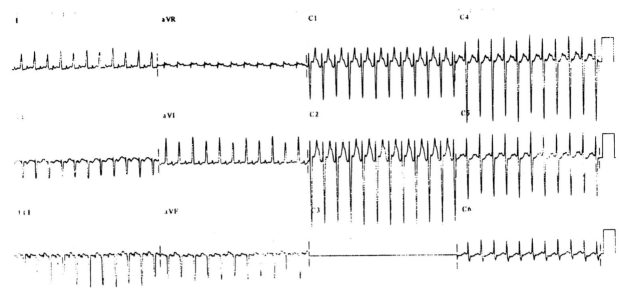

图 32.12　一例全腔静脉肺动脉连接术后心电图,并呈 1:1 房室传导

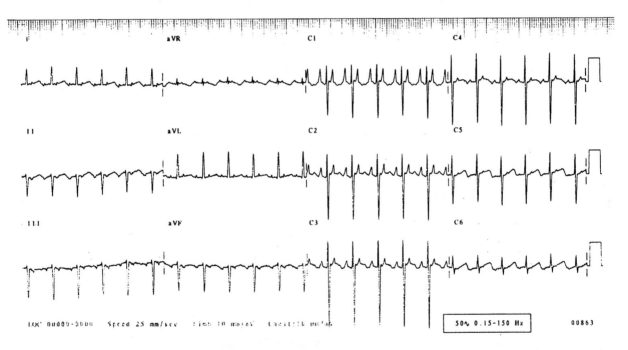

图 32.13　同一例患儿数分钟后,2:1 房室传导,并明确了房速诊断

　　图 32.14 是一例 15 岁男孩三尖瓣闭锁行经典 Fontan 术后的心电图,他伴有非常频繁的心动过速。心电图显示 1:1 房室传导与 PR 间期延长及巨大 P 波的特点(箭头)。房速伴 1:1 房室传导时,应该结合病史和心电图确诊。如果诊断不确定,使用腺苷后会减少房室传导,进而确诊(见第 6 章)。

　　然而,在这种情况下腺苷不是必要的,因为 2:1 的房室传导证实了诊断(图 32.15)。

　　如果房速是新出现的,应该用直流电复律治疗。如果是反复发作的心动过速,则是一个长期的问题,有以下几种方法可选择。抗心律失常药物可用于

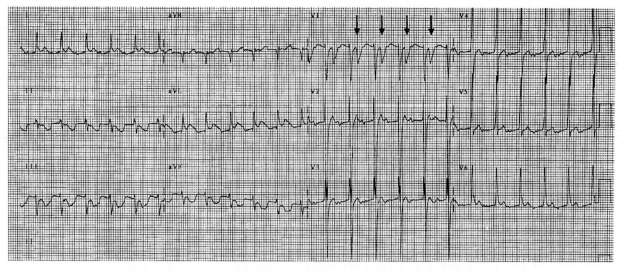

图 32.14 一例 Fontan 术后心动过速,1:1 房室传导,PR 间期延长,巨大 P 波(箭头)

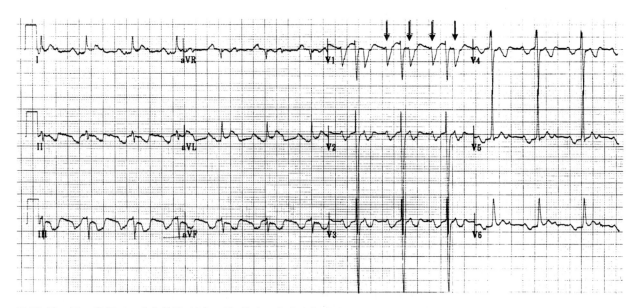

图 32.15 同一病例,2:1 房室传导,巨大 P 波(箭头),房速诊断明确

防止心动过速复发,而长期心率控制则不令人满意。胺碘酮可能是最常用的,但有显著的副作用(见第 37 章)。可选择导管消融治疗,因为其复杂性,成功率相当低(见第 39 章)。行心房与肺动脉连接术的患者,异常增大和扩张的心房中常有附壁血栓,并且同时可有多个折返途径。行改良 Fontan 术,下腔静脉经右心房侧面隧道或外管道连接肺动脉,导致无静脉途径进入心脏,使导管消融很难成功。因此,对全腔手术的患者采用外科切开右房和双心房迷路手术是非常有效的。只有患者反复发作心动过速时,治疗才能显著改善血流动力学。

心动过缓时应进行起搏治疗,但因静脉直接连接肺动脉而使操作困难(见第 38 章)。因此,Fontan 术后患者常进行心外膜起搏。

其他诊断

　　心律失常也会出现在其他心脏畸形的患者身上,但远比以上所说的三种情况少。在第 33 章提到,它们通常也是一些先天畸形的固有特征,其中以房性心律失常最常见。原因有心房扩大、心房高压、心房手术史。图 32.16 显示一例患有 Beale 综合征伴有严重二尖瓣反流的 7 岁女孩的心电图。术前就有房性心律失常,经二尖瓣成形术数月后发展为频发房速,经两次左房导管消融术才使心律失常得到控制。这段心电图显示了 280 次/分的心房率伴 2:1 房室下传,下传 P 波清晰可见(黑色箭头)伴 PR 间期延长,未下传 P 波融合于 QRS 波的开始而不易被发现(红色箭头)。

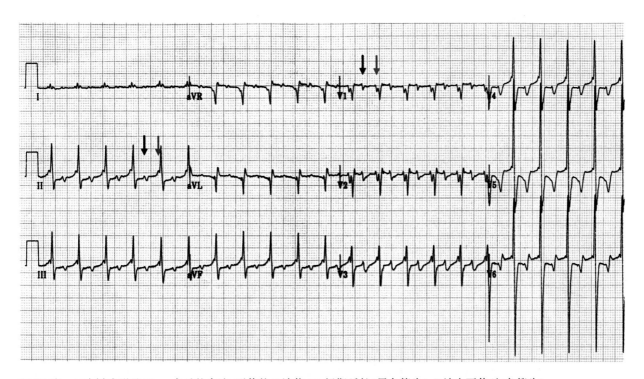

图 32.16　二尖瓣成形及 Maze 术后的房速,下传的 P 波伴 PR 间期延长(黑色箭头),P 波未下传(红色箭头)

　　图 32.17 显示一例 15 岁男孩的心电图,为室间隔完整的肺动脉闭锁在婴儿时期行双心室修复,已并发心动过速多年,房速伴 2:1 房室下传,但不明显。心室率缓慢匀齐,下传 P 波很明显(黑色箭头),未下传 P 波常隐藏于 QRS 波中(红色箭头),在下一 R 波上产生假象。诊断依据是异常心室率和 PR 间期延长,在其动态心电图记录上也可发现异常心率。如果诊断有疑问,动态心电图可能会记录到高度传导阻滞,或用腺苷可诱发(见第 6 章)。

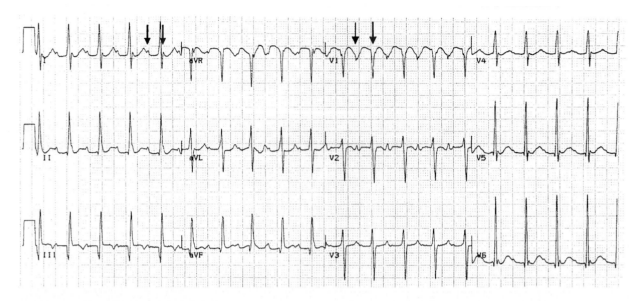

图 32.17 一例室间隔完整的肺动脉闭锁双心室根治术后的房速,下传 P 波(黑色箭头),未下传 P 波(红色箭头)

　　图 32.18 显示一例 14 岁男孩的心电图，心脏转位 Rastelli 术后出现室速。送到医院时,患儿处于晕厥和室性心律失常状态,心律转为窦律后,进行了电生理检查。患儿没有残存血流动力学问题,心脏植入一枚除颤器,在随后的 9 年随访中,只出现过房速,未再出现室性心律失常。

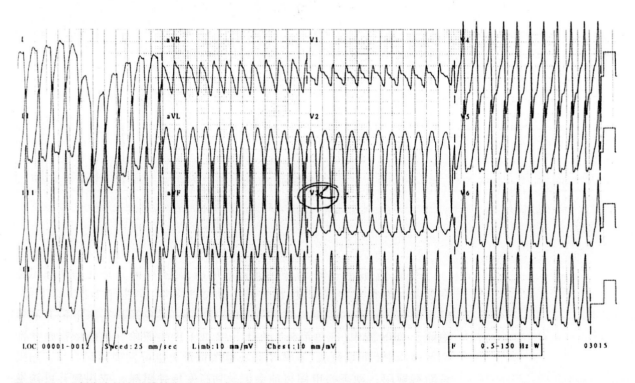

图 32.18 一例完全性大动脉转位 Rastelli 术后室速

（梁永梅　译）

主要参考文献

Deal BJ, Mavroudis C, Backer CL. Arrhythmia management in the Fontan patient. *Pediatr Cardiol* 2007;**28**:448–56.

Gatzoulis MA, Balaji S, Webber SA, et al. Risk factors for arrhythmia and sudden cardiac death late after repair of tetralogy of Fallot: a multicentre study. *Lancet* 2000;**356**:975–81.

Harrison DA, Siu SC, Hussain F, et al. Sustained atrial arrhythmias in adults late after repair of tetralogy of Fallot. *Am J Cardiol* 2001;**87**:584–8.

Kanter RJ, Garson A Jr. Atrial arrhythmias during chronic follow-up of surgery for complex congenital heart disease. *Pacing Clin Electrophysiol* 1997;**20**:502–11.

Mavroudis C, Deal BJ, Backer CL, et al. 111 Fontan conversions with arrhythmia surgery: surgical lessons and outcomes. *Ann Thorac Surg* 2007;**84**:1457–65.

Morwood JG, Triedman JK, Berul CI, et al. Radiofrequency catheter ablation of ventricular tachycardia in children and young adults with congenital heart disease. *Heart Rhythm* 2004;**1**:301–8.

Schwerzmann M, Salehian O, Harris L, et al. Ventricular arrhythmias and sudden death in adults after a Mustard operation for transposition of the great arteries. *Eur Heart J* 2009;**30**:1873–9.

Snyder CS. Postoperative ventricular tachycardia in patients with congenital heart disease: diagnosis and management. *Nature Rev Cardiol* 2008;**5**,469–76.

Stephenson EA, Lu M, Berul CI, et al. Arrhythmias in a contemporary Fontan cohort: prevalence and clinical associations in a multicenter cross-sectional study. *J Am Coll Cardiol* 2010;**56**:890–6.

Triedman JK. Arrhythmias in adults with congenital heart disease. *Heart* 2002;**87**:383–9.

Walsh EP, Cecchin F. Arrhythmias in adult patients with congenital heart disease. *Circulation* 2007;**115**;534–45.

第**33**章　先天性心脏病心律失常

虽然有些心律失常的病因属先天性，但单纯心律失常患儿多数无先天性心脏病。心律失常多数发生于心脏结构正常者，但是心律失常与心血管畸形仍存在一定关联，一般通过解剖学诊断有助于解释心律失常原因。术后早期和晚期心律失常在其他章节中讨论(见第31章和第32章)。

先天性矫正型大动脉转位

完全性房室阻滞是先天性矫正型大动脉转位的并发症之一，大约有5%的患者出生时即起病，约25%的患者会伴随终生。外科手术修复中引起房室阻滞的风险较高。在随访过程中遇到的其他心律失常主要包括房扑、房速或房颤(多数伴有左室功能异常或左侧房室瓣膜功能不全)，且室上速起源于旁路。

下面是一个先天性矫正型大动脉转位的女孩进展成房室阻滞的心电图。在新生儿时期(图33.1)是窦性心律，到4岁时(图33.2)已发展成完全性房室阻滞。

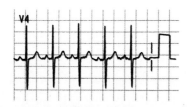

图 33.1　矫正型大动脉转位的新生儿期窦律心电图

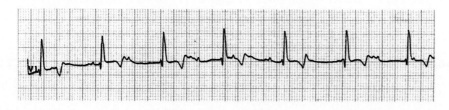

图 33.2　同一例患儿4岁时，发展为完全性房室阻滞

三尖瓣 Ebstein 畸形

三尖瓣 Ebstein 畸形可能是最易引起心律失常的心血管畸形。可引起的心律失常主要包括存在旁路(经常为右侧,但在窦律时并不总有预激波)的房室折返性心动过速、房室结折返性心动过速、房束折返性心动过速、房扑、房颤以及极少数的室速。对于年长儿及成人旁路引起的心律失常,主要通过射频消融术进行治疗。对于房性心律失常的治疗,外科修复三尖瓣和(或)房间隔缺损时应该与右房迷宫手术联合进行。

图 33.3 示一例 Ebstein 畸形男孩的 12 导联心电图。其节律为窦性,伴随引起 QRS 形态变异的呼吸性窦性心律失常。当其窦性心率稍微增快时,出现了具有 Ebstein 畸形特征性的右束支阻滞(黑色箭头)。心率减慢时,出现了右侧旁路前传形成的类似左束支阻滞形态的心室预激波形(红色箭头),见第 5 章。对于某次心脏跳动,右侧束支阻滞和右侧旁道前传所致预激互相抵消,QRS 形态正常(空心箭头)。

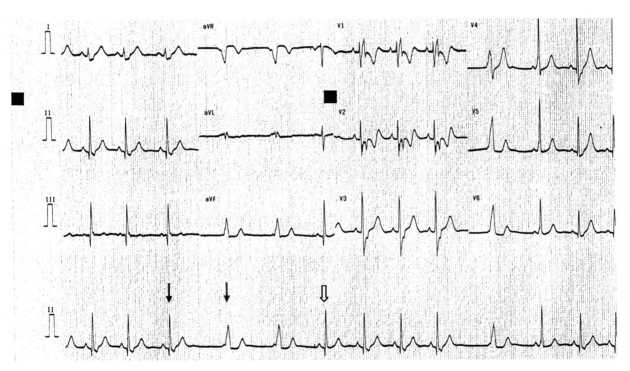

图 33.3　一例 Ebstein 畸形男孩的 12 导联心电图,伴右束支阻滞(黑色箭头)、右侧旁路预激呈类左束支阻滞(红色箭头)、右束支阻滞和右侧预激互相抵消时的 QRS 波(空心箭头)

图 33.4 所示为一例 Ebstein 畸形新生儿的心电图,出现了房室折返性心动过速。心率大约 230 次/分,QRS 波形为右束支阻滞图形。因为是右侧旁路引起的右束支阻滞型房室折返性心动过速,所以,比新生儿常见的房室折返性心动过速的频率要慢。其窦性节律时的心电图与心动过速 QRS 波相同,无心室预激表现。

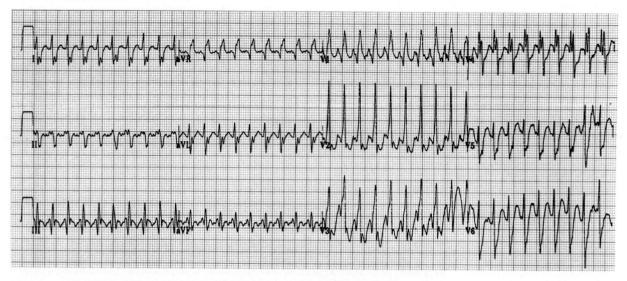

图 33.4　一例 Ebstein 畸形新生儿的房室折返性心动过速,QRS 波呈右束支阻滞

心房异构

右房异构(即两个心房均为右房结构),心脏具有两个窦房结。因往往有其他心脏结构异常,故也可能有两个房室结。心房异构可出现各种心律失常,但室上速是最常见的类型。通过一个房室结向下传导并且从另一个房室结折返造成的房室折返性心律失常是极少见的房室折返性心律失常,这种心律失常只有右房异构可引起,而且只有通过有创性电生理检查才可能了解。

左房异构,因为没有真正的窦房结,所以节律往往是房性的。房性或交界区心动过缓是其常见的心律失常,但一般不需治疗。房室阻滞也可能发生,但如果在胎儿时期即发现,则预后较差。

房间隔缺损

儿童单纯性房间隔缺损,心律失常不常见,但对于成人房间隔缺损,心律失常较常见。房颤和房扑是最常见的心律失常类型。手术或未手术治疗的静脉窦型房间隔缺损远期易出现窦房结疾病。Holt Oram 综合征和其他少见类型疾病亦可引起心律失常。

(陈丽　译)

主要参考文献

Anderson RH. The conduction tissues in congenitally corrected transposition. *Ann Thorac Surg* 2004;**77**:1881–2.

Bink-Boelkens MT, Bergstra A, Landsman ML. Functional abnormalities of the conduction system in children with an atrial septal defect. *Int J Cardiol* 1988;**20**:263–72.

Cheung YF, Cheng VY, Yung TC, et al. Cardiac rhythm and symptomatic arrhythmia in right atrial isomerism. *Am Heart J* 2002;**144**:159–64.

Connelly MS, Liu PP, Williams WG, et al. Congenitally corrected transposition of the great arteries in the adult: functional status and complications. *J Am Coll Cardiol* 1996;**27**:1238–43.

Delhaas T, du Marchie Sarvaas GJ, Rijlaarsdam ME, et al. A multicenter, long-term study on arrhythmias in children with Ebstein anomaly. *Pediatr Cardiol* 2010;**31**:229–33.

Khairy P, Dore A, Talajic M, et al. Arrhythmias in adult congenital heart disease. *Expert Rev Cardiovasc Ther* 2006;**4**:83–95.

Khositseth A, Danielson GK, Dearani JA, et al. Supraventricular tachyarrhythmias in Ebstein anomaly: management and outcome. *J Thorac Cardiovasc Surg* 2004;**128**:826–33.

Walsh EP, Cecchin F. Arrhythmias in adult patients with congenital heart disease. *Circulation* 2007;**115**:534–45.

Wu MH, Wang JK, Lin JL, et al. Supraventricular tachycardia in patients with right atrial isomerism. *J Am Coll Cardiol* 1998;**32**:773–9.

Wu MH, Wang JK, Lin JL, et al. Cardiac rhythm disturbances in patients with left atrial isomerism. *Pacing Clin Electrophysiol* 2001;**24**:1631–8.

第 **34** 章　心肌病心律失常

肥厚型心肌病

　　肥厚型心肌病属显性遗传的心肌异常,导致心肌细胞和肌纤维结构紊乱以及纤维化,可伴有或不伴有心肌肥厚,这些特点都可成为心律失常的潜在基质。在儿童期,肥厚型心肌病诊断少见,但在成人中,有随年龄增长发现率增加的趋势。儿童期有临床意义的心律失常少见,发生室速导致猝死的风险较小。由于"危险分层"不成熟,很难前瞻性地鉴别处于严重危险的患儿。

扩张型心肌病

　　扩张型心肌病与很多室速和室上速有关,但发生心律失常似乎不影响预后。儿童扩张型心肌病猝死的综合危险性低,成人安装植入式心脏复律除颤器的指征不适用于儿童。

限制型心肌病

　　限制型心肌病是一种儿童期少见的预后很差的心肌病类型。结果通常是死亡或者心脏移植,而且室速或室颤导致猝死的风险高,房室阻滞也有报道。晕厥是预后差的征兆,并可能是紧急心脏移植的指征。

　　图 34.1 和图 34.2 的心电图,显示一例 10 岁重症心肌病的男孩进展为完全性房室阻滞,该患儿分别有限制型和肥厚型心肌病的一些特征。图 34.1 显示窦性节律,有明显的心房肥大(心电图记录是半增益),PR 间期延长,左束支阻滞。患儿出现严重晕厥发作, 心电图发现已发展为完全性房室阻滞(图 34.2,心电图记录是标准增益)。有些导联,尤其是 II 和 V₁ 导联,P 波比 QRS 波还要高。

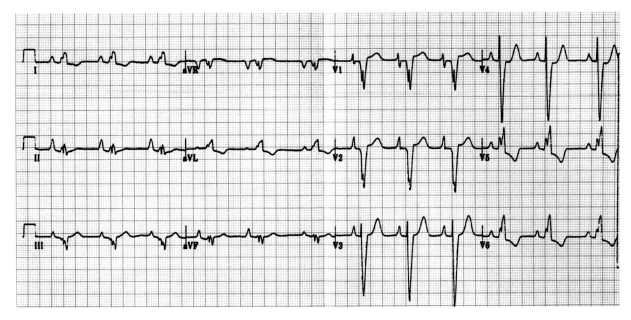

图 34.1　一例肥厚型伴限制型心肌病患儿的心电图

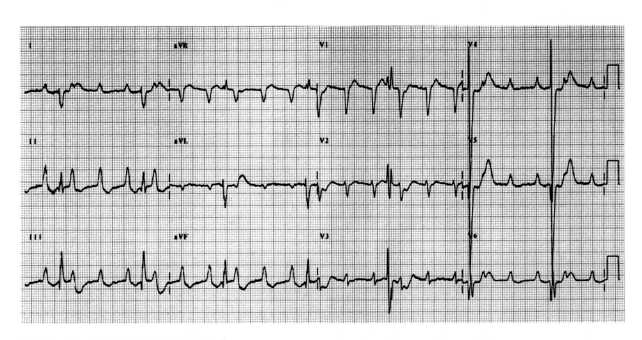

图 34.2　同一例患儿出现完全性房室阻滞

Kearns-Sayre 综合征

　　Kearns-Sayre 综合征是一种罕见的线粒体肌病,以眼睑下垂、眼肌麻痹、双侧色素性视网膜病和心脏传导异常为特征。心电图常表现为束支阻滞,并需要持续监测完全性房室阻滞的任何先兆。图 34.3 所示的是一例 Kearns-Sayre 综合征的 16 岁女孩的心电图。显示为窦性心律,PR 间期正常,右束支阻滞,电轴左偏。患儿主诉嗜睡症状增多后,心电图(图 34.4)显示已进展到完全性房室阻滞,需要安装永久起搏器。

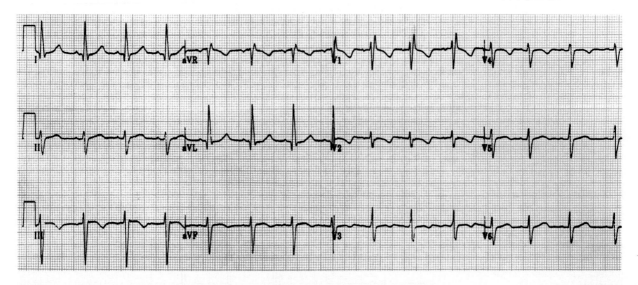

图 34.3 一例 Kearns-Sayre 综合征患儿心电图,PR 间期正常,右束支阻滞,电轴左偏

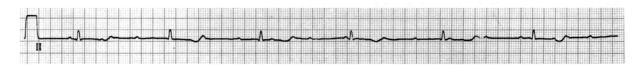

图 34.4 同一例患儿,进展为完全性房室阻滞

杜氏(Duchenne)肌营养不良

杜氏肌营养不良是重症隐性 X 连锁肌营养不良,以进行性肌肉无力为特征,最终导致丧失活动能力和死亡。几乎所有的病例在青少年后期都出现心脏损害。常见房早,心电图出现 PR 间期缩短,有临床意义的心律失常罕见。

弗里德赖希(Friedreich)共济失调

弗里德赖希共济失调属常染色体隐性遗传性先天性共济失调,左心室肥厚很常见。除房动和窦性心动过缓有报道外,心律失常不常见。

Emery-Dreifuss 肌营养不良

Emery-Dreifuss 肌营养不良属罕见的 X 连锁肌营养不良,以肌挛缩、肌无力和房性心律失常为特征。随访中伴有房速的窦房病变和交界区心动过缓会越来越常见,常是安装起搏器的指征。

Becker 肌营养不良

Becker 肌营养不良属 X 连锁隐性遗传性异常,以缓慢进行性腿和骨盆肌无力为特征,成人患者有传导异常的报道。

肌强直性营养不良

成人肌强直性营养不良患者常见心律失常,可能导致猝死。有些患儿需要安装起搏器或除颤器,儿童心脏受累少见。

Barth 综合征

Barth 综合征属于罕见的 X 连锁,导致男孩发生扩张型心肌病,也以中性粒细胞减少症、肌病、生长迟缓为特征,有时导致室性心律失常或猝死。生化磷脂测定可确诊。

(张艳敏 译)

主要参考文献

Beynon RP, Ray SG. Cardiac involvement in muscular dystrophies. *Q J Med* 2008;**101**:337–44.

Dimas VV, Denfield SW, Friedman RA, et al. Frequency of cardiac death in children with idiopathic dilated cardiomyopathy. *Am J Cardiol* 2009;**104**:1574–7.

Pelargonio G, Dello Russo A, Sanna T, et al. Myotonic dystrophy and the heart. *Heart* 2002;**88**:665–70.

Rivenes SM, Kearney DL, Smith EO, et al. Sudden death and cardiovascular collapse in children with restrictive cardiomyopathy. *Circulation* 2000;**102**:876–82.

Sachdev B, Elliott PM, McKenna WJ. Cardiovascular complications of neuromuscular disorders. *Curr Treat Options Cardiovasc Med* 2002;**4**:171–9.

Spencer CT, Byrne BJ, Gewitz MH, et al. Ventricular arrhythmia in the X-linked cardiomyopathy Barth syndrome. *Pediatr Cardiol* 2005;**26**:632–7.

第 **35** 章 晕厥

晕厥是指大脑血流灌注不足引起的暂时性意识和肌张力丧失，是影响15%~20%儿童的常见问题。大部分病因是良性的，但重要的是鉴别出潜在危险的少见病因，术语混乱有时会妨碍我们对晕厥的理解。因此，最常见的一组原因，包括非常常见的迷走性晕厥(简单晕厥)，被称为神经性或反射性晕厥。晕厥主要与癫痫进行鉴别诊断，但仅从病史中并不容易分辨它们（表35.1）。

表 35.1　晕厥的分类
神经介导性晕厥(也称为反射性晕厥)
血管迷走神经性晕厥
反射性停搏晕厥(也称为反射性缺氧痉挛)
直立性低血压
体位直立性心动过速综合征
心源性晕厥
结构畸形
心律失常
肥厚型心肌病
限制型心肌病
肺动脉高压
非心血管性晕厥
心理性晕厥
人为晕厥

血管迷走神经性晕厥

到目前为止，儿童中最常见的晕厥类型是血管迷走神经性晕厥，由心动过缓引起的动静脉扩张而致发病。通常有触发因素导致晕厥突然发作，触发因素可是躯体性(长时间站立、环境过热、梳头等)或情绪性的(抽血、观看医疗操作视频等)，但有时晕厥发作很少或没有预警。晕厥也可发生在运动后不久，发作之前患儿常感觉头晕和轻度头疼、心悸、部分视觉丧失和出汗，通常发作 1~2 分钟后缓解。如果患儿不能适应，或没有被放在卧位或恢复性体位，意识丧失时间有可能延长和继发缺氧性抽搐。

反射性停搏晕厥

反射性停搏晕厥以前也称为反射性缺氧痉挛或苍白屏气发作,是学龄前儿童的典型问题,症状性发作常发生在 2 岁前。发作前常有受惊吓、碰撞、生气、失望或其他缺氧性刺激。婴幼儿可能先哭闹,然后摔倒,生命体征丧失。如图 35.1 动态心电图所示,反射性停搏晕厥可有长时间心搏骤停。尽管开始家长很恐惧,但此种类型晕厥似乎为良性,常在学龄期自行缓解,偶尔可持续到青少年期。

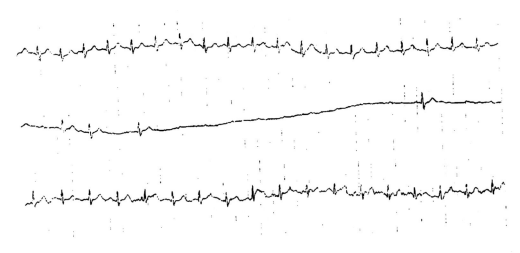

图 35.1 心律反射性停搏伴晕厥的动态心电图,可见长时间心脏停搏

直立性低血压

直立性低血压是另外一种常见的晕厥,常在站立一会儿后或站立时发生,多见于瘦高孩子,发病机制可能和血管神经性晕厥相似。直立性先兆晕厥甚至更常见,大部分儿童在某个时期可能都经历过。

体位性心动过速综合征

近年来,体位性心动过速综合征逐渐被认识,可能在年长儿童确立诊断,为正常的自主神经调节被打乱而引起的一组异质性紊乱,被定义为慢性直立不耐受症状。患儿由坐位起立或直立倾斜后 10 分钟内心率增加超过 30 次/分(或者心率超过 120 次/分)。晕厥通常不是主要特征,常表现为先兆晕厥。最近认为,体位性心动过速综合征是由患者左心室体积减小导致的心搏量不足引起的,通过运动训练可改善。

心理性晕厥

心理性晕厥多见于青春期女孩,小儿少见。如果频繁发作(每天发作,甚至更多),而且即使仰卧位也长时间持续发作,则诊断很可能成立。发作期间患者可能会采用不寻常体位,双眼紧闭。但除了频繁主诉症状,患者的动态心电图检查或血压检测大多无异常。

结构性心脏异常

晕厥不是结构性心脏异常常见的临床表现,但可提示如主动脉瓣狭窄或肺动脉高压的可能。患儿常有其他症状,体格检查有异常体征。

心肌病

晕厥可能是肥厚型或限制型心肌病的一个特征,是疾病后期的恶性体征。可能引起心律失常,如完全性房室阻滞或室速,或有导致血流动力学改变的因素,比如由于左室流出道梗阻,心搏出量不能相应增加,舒张功能不良或心肌缺血等。

心律失常

很多心律失常可发生晕厥,包括长 QT 综合征引起的室速(见第 25 章)或儿茶酚胺敏感性多形性室速(见第 26 章)、预激综合征中的房颤(见第 13 章)和完全性房室阻滞(见第 29 章)。图 35.2 是一例 12 岁女孩在一次晕厥发作后记录的心电图,存在完全性房室阻滞。尽管不能证实病因,但通过检查女孩的医疗记录,发现患者自 12 个月大以后记录到几次心动过缓。

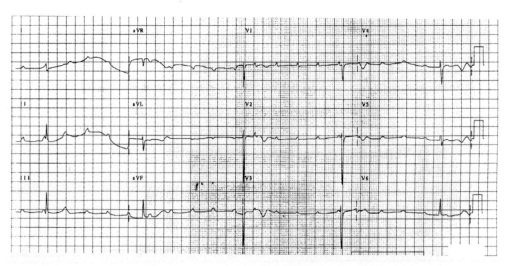

图 35.2 一例 12 岁患者晕厥后的心电图,可见完全性房室阻滞

晕厥的检查

由于患儿可能太小,或者对发作事件记不住太多,病史最好是目击者的第一手资料。几乎所有晕厥都是良性的,仅需要有限的检查。但是和激动、恐

惧、用力或游泳相关的晕厥可能是存在潜在危险病因的线索。

除非有典型的血管神经性晕厥病史，大部分引起医疗注意的患儿应做 12 导联心电图，主要检查 QT 间期是否正常。心电图可能显示预激综合征室性预激（见第 13 章），或者完全性房室阻滞（见第 29 章）。

有些反复发作晕厥的患儿倾斜试验可能有助诊断。操作步骤可有差异，但都包括卧位至少 15 分钟，从水平位倾斜 60°~80° 至少 30~45 分钟。倾斜试验的假阳性和假阴性率很高，但典型症状再现，并伴有心率和血压变化则有助于诊断。

尽管实际上运动试验结果通常是正常的，但如果症状和运动有关，是做运动试验的指征。由于在记录过程中再次发作的比例低，24 小时动态心电图很可能也是正常的。只有症状相对频繁，循环记录仪或事件记录仪才可能有价值。如果怀疑严重心律失常，可使用循环记录仪。记录仪安装在左侧锁骨腋窝皮下，可提供长达 3 年的自动或有家长激活的记录。

图 35.3 是一例 10 岁女孩安装了植入式循环记录仪的记录，患儿有发作性晕厥，但不经常发作。尽管 12 导联心电图正常，但是晕厥发作期间清晰显示长时间的尖端扭转型室速（见第 25 章）。后来的遗传学分析证实诊断是 LQT1。

晕厥的管理

很显然，晕厥的治疗建议和管理主要依赖于诊断。大多数病例晕厥的机制是良性的。最重要的是，需要明确患儿没有严重的心脏问题或者癫痫，而且不会死亡。对最常见的血管神经性晕厥，建议可通过进食正常饮食和大量饮水预防发作，避免特殊的激发因素。如果有前驱症状可通过躺下、蹲下、走路、收缩腹肌以及双腿交叉缓解发作。β-受体阻滞剂或盐皮质激素药物有时有效，但在药物试验中发现相对于安慰剂并没有益处。更强的药物治疗常由于副作用而受限。

婴幼儿反射性停搏晕厥很难预防，但是应该指导家长将患儿放在恢复性体位，避免抱起患儿。曾进行过几种药物试验，但是不能证明哪种有益。有报道称当症状经常发生且临床表现严重时，可考虑安装永久起搏器。

体位性心动过速综合征的管理可能涉及避免导致或加重发作的药物、体育运动和再发状况、增加液体量和盐摄入以及适当使用药物。

小结

晕厥是儿童常见症状，大部分病因是良性的。完整的病史有助于发现存在潜在严重基础病因的少见病。大部分患儿应该做 12 导联心电图，依据病史和可能的诊断行进一步检查。

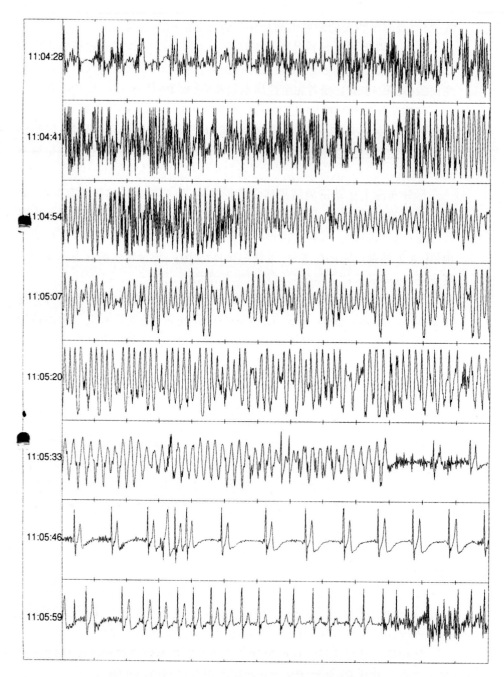

图 35.3 一例反复晕厥患者,植入式循环记录仪记录的尖端扭转型室速

（张艳敏 段江波 译）

主要参考文献

Brady PA, Low PA, Shen WK. Inappropriate sinus tachycardia, postural orthostatic tachycardia syndrome, and overlapping syndromes. *PACE* 2005;**28**:1112–21.

Elliott P, McKenna W. The science of uncertainty and the art of probability. Syncope and its consequences in hypertrophic cardiomyopathy. *Circulation* 2009;**119**:1697–9.

Fu Q, VanGundy TB, Galbreath M, et al. Cardiac origins of the postural orthostatic tachycardia syndrome. *J Am Coll Cardiol* 2010;**55**:2858–68.

Grubb BP. Neurocardiogenic syncope and related disorders of orthostatic intolerance. *Circulation* 2005;**111**;2997–3006.

Grubb BP. Postural tachycardia syndrome. *Circulation* 2008;**117**;2814–17.

Massin MM, Bourguignont A, Coremans C, et al. Syncope in pediatric patients presenting to an emergency department. *J Pediatr* 2004;**145**;223–8.

McLeod KA. Syncope in childhood. *Arch Dis Child* 2003;**88**:350–3.

Mosqueda-Garcia R, Furlan R, Tank J, et al. The elusive pathophysiology of neurally mediated syncope. *Circulation* 2000;**102**;2898–906.

Steinberg LA, Knilans TK. Syncope in children: diagnostic tests have a high cost and low yield. *J Pediatr* 2005;**146**:355–8.

Wieling W, Ganzeboom KS, Saul JP. Reflex syncope in children and adolescents. *Heart* 2004;**90**:1094–100.

第 36 章　猝死

外观上正常的儿童发生猝死是对父母、家庭、朋友和同学有巨大影响的罕见事件,同时会给其他健康孩子的家长造成恐惧感。如果之前未怀疑过心脏异常,经尸体解剖证实心脏异常,人们就会产生疑问和自责,如果提前发现这种心脏异常,是否可以避免死亡。如果尸检没有发现结构异常,则怀疑可能是心律失常,家长对这一结果也不满意。

目前没有儿童不明原因猝死发病率的专门数据,因此该病的真实情况可能被低估。不同研究报道显示,合理的结论是外观上正常的儿童猝死总体年度危险性约为(4~5)人/10万(年龄特异性人群),或1:200 000~1:250 000,占同年龄组所有死亡的4%,约等于每10万学龄儿童每学年约4~5人死亡。

儿童猝死病因的数据缺乏,现有的数据主要来源于35岁以下人口的研究。美国和意大利公布的年轻运动员死亡的研究,以肥厚型心肌病、早发冠心病、致心律失常性右室心肌病、先天性冠状动脉异常和心肌炎为主。几乎没有儿童猝死明确死于离子通道病的报道,而且很少的病例是"正常"的心脏。在这些报道中,不明原因猝死的病例很少,大部分原发性心律失常死后没有心电图记录。我们认为儿童猝死不是由于早发冠状动脉疾病所致,并且极少由于致心律失常性右室心肌病造成。猝死主要的心脏结构性原因还是肥厚型心肌病、冠状动脉异常,以及较高比例的心律失常(死后发现心脏结构正常)(表36.1)。

肥厚型心肌病以大体解剖左心室肥厚和组织学心肌紊乱为特征,由编码肌纤维蛋白基因之一发生基因突变引起,多为常染色体显性遗传,是成人常见病,但儿童罕见。一些研究报道显示,隐性心肌病儿童期和青少年期猝死的年度危险性约为1/10万(年龄特异性人群),年龄较小时个体发生猝死的危险性较高,14岁以下达高峰,这也是建议进行筛查的年龄。大部分病例在休息而非剧烈运动时死亡。

致心律失常性右室心肌病是儿童期罕见病,大多数猝死病例报道的是年轻男性。有报道称20岁以下年度猝死率小于1/10万(年龄特异性人群)。

冠状动脉异常起源于对侧的主动脉窦在人群中可能并不少见,冠状动脉造影研究提示其患病率约为(0.5~1):1000,但是这种报道可能存在病例确认上的误差,而且年龄累计发生率并不清楚。估计冠状动脉异常起源为病因的年度猝死率为0.5/10万(年龄特异性人群),个体危险性相对较低。

如上所述,尸体解剖心脏正常的病例很少。一直以来尸体解剖病理学家的基本责任是确认患者为自然死亡,并没有很好认定儿童的原发性心律失常的猝死。儿童猝死最常见的病因可能是先天性长QT综合征(见第25章)。现在认为,基因突变引起的长QT综合征在人群中约为1:5000。尽管尸检的

表36.1　儿童猝死的主要潜在病因

原因	患病率	猝死/10⁶
心肌病		
肥厚型心肌病	?1:10 000	1
致心律失常性右室心肌病	罕见	? 0.8
心血管畸形		
冠状动脉异常起源	?1:2000	0.5
原发性心律失常		
遗传性长QT综合征	?1:5000	?
儿茶酚胺敏感性多形性室速	罕见	罕见
预激综合征	1:700	罕见
Brugada综合征	罕见	罕见
其他		
心肌炎	–	0.5
心脏震荡	–	罕见
总计	3:1000	4~5

分子学检查报道了越来越多的病例,但由于很难回顾性诊断,人群中长QT综合征猝死率很难估计。儿茶酚胺敏感性多形性室速属罕见,主要在小年龄儿童中发病(见第26章)。Brugada综合征在儿童中罕见(见第27章)。预激综合征是儿童期最常见的心律失常,但是极少发生猝死(见第13章)。

心肌炎是一种难以确诊的疾病,但在年轻人中不断有猝死的报道。人群研究提示猝死发生率在20岁以下人群中每年约为0.5/10(年龄特异性人群)。

心脏震荡引起的猝死是由胸部被钝器撞击触发室颤导致的。由于没有原发性心脏病,此病预后较差。心脏震荡属于偶发事件,并且筛查不能预测猝死的发生,超过1/3的病例猝死发生在竞技运动以外。

猝死事件的家系筛查

儿童不明原因猝死后,应对其家庭成员进行评估,家庭成员主要指一级亲属。收集完整的家系对于通过筛查来判断个体的危险性十分重要。最好使用降级评估,只有确定关键个体后才能进一步扩大筛查范围。筛查不适合从远亲开始。当兄妹没有被评估时,家长通常会咨询是否其他子女需要筛查。家系筛查主要依赖于猝死的原因。尸检可以确定肥厚型心肌病、扩张型心肌病、致心律失常性右室心肌病、马方综合征主动脉破裂和确定非家族性异常如冠状动脉畸形等。对于原发性电生理诊断如长QT综合征、儿茶酚胺敏感性多形性室速、Brugada综合征的诊断,尸检没有帮助。

在已知死亡原因的情况下,儿童的家系筛查包括心电图、超声心动图、阿义马林或氟卡尼药物激发试验和遗传分析等。最难和最常见的临床情况是在不知道某个家庭成员猝死的原因时,应该建议对其他孩子进行哪些筛查?对一级亲属的所有儿童都要进行详细的病史、体格检查、心电图和超声心动图检查。如果尸检正常，可以排除心肌病、马方综合征等死亡原因，这时超声心动图的意义不大。 心电图有助于测量 QT 间期，但有些长 QT 综合征突变携带者 QT 间期可以正常，儿茶酚胺敏感性多形性室速和 Brugada 综合征患者的 QT 间期也可能正常。

　游泳引起的猝死，不仅和溺水有关，通常还是某种特殊的心脏离子通道缺陷。研究发现，此种情况最可能是长 QT 综合征 Ⅰ 型或儿茶酚胺敏感性多形性室速。心电图可以提示存在长 QT 综合征。有些情况下如果心电图正常，应该做运动试验，或遗传筛查儿茶酚胺敏感性多形性室速。

人群筛查

　欧洲和美国发表的指南建议对 14 岁以上的竞技运动员进行筛查。尽管筛查有助于早期诊断某些原发性心律失常如 LQT 综合征，但筛查对于其他疾病如肥厚型心肌病、预激综合征或冠状动脉异常的益处还有待证实。由于诊断目标错误及年龄组不对，筛查主要集中在运动员，而实际上很多儿童都参加剧烈运动，所以存在潜在猝死风险的儿童可能仅有不到一半能被发现。另外，决定进行筛选之前还需要更多地了解儿童潜在心脏病发病率和疾病谱的特殊信息。

（张艳敏 译）

主要参考文献

Bardai A, Berdowski J, van der Werf C, et al. Incidence, causes, and outcomes of out-of-hospital cardiac arrest in children: a comprehensive, prospective, population-based study in the Netherlands. *J Am Coll Cardiol* 2011;**57**:1822–8.

Basso C, Maron BJ, Corrado C, et al. Clinical profile of congenital coronary arteries with origin from the wrong aortic sinus leading to sudden death in young competitive athletes. *J Am Coll Cardiol* 2000;**35**:1493–501.

Elliott PM, Poloniecki J, Dickie S, et al. Sudden death in hypertrophic cardiomyopathy: identification of high risk patients. *J Am Coll Cardiol* 2000;**36**:2212–18.

Maron BJ, Gohman TE, Kyle SB, et al. Clinical profile and spectrum of commotio cordis. *JAMA* 2002;**287**:1142–6.

Pelliccia A. The preparticipation cardiovascular screening of competitive athletes: is it time to change the customary clinical practice? *Eur Heart J* 2007;**28**:2703–5.

van der Werf C, van Langen IM, Wilde AAM. Sudden death in the young: what do we know about it and how to prevent it? *Circ Arrhythm Electrophysiol* 2010;**3**:96–104.

Wren C. Sudden death in children and adolescents. *Heart* 2002;**88**:426–31.

Wren C. Screening children with a family history of sudden death. *Heart* 2006;**92**:1001–6.

Wren C. Screening for potentially fatal heart disease in children and teenagers. *Heart* 2009;**95**:2040–6.

第**37**章 抗心律失常药物治疗

尽管近年来导管消融术治疗心动过速快速发展,但抗心律失常药物治疗儿童急慢性心律失常仍继续发挥重要作用。抗心律失常药物对成人和儿童的作用相似,但儿童在心律失常基质和药物代谢方面与成人有重要不同。对儿童使用新药必须格外小心,需在成人证明有效后才能使用,专门只针对儿童的抗心律失常药物极少。对每个儿科医生和心脏科医生而言,开具熟悉使用剂量、作用和副作用的抗心律失常药非常重要。以下是一些常用抗心律失常药的简单总结,具体使用需要向儿科医生咨询。

腺苷

腺苷的电生理作用包括减慢房室结传导和抑制窦房结自律性,也能缩短心房不应期,但对心室肌没有明显作用。临床主要的作用部位是在房室结。房室结属于右心房组织结构,腺苷主要用来进行诊断和治疗。腺苷也对一些房性心律失常有重要临床意义,并能抑制窦房结。窦性节律时,腺苷可引起窦性心动过缓、房性心动过缓或房室阻滞。腺苷也可抑制一些少见的室性心律失常。

腺苷由红细胞代谢,而且半衰期很短。所以从周围血管注射时,必须快速静推足够剂量以达到冠脉循环(房室结的血供),剂量可重复使用,没有蓄积作用。

适应证

婴幼儿和儿童期很多持续性、窄或宽 QRS 波、节律齐的心动过速,静注腺苷是一线治疗。建议腺苷不用于持续性不规则的心动过速,一方面由于从心电图分析可明确心律失常发病机制,一方面由于腺苷加速心室率(见下文)会使血流动力学恶化。由于作用时间短,腺苷对间歇性心动过速没有帮助。

剂量

20 世纪 80 年代首次研究在儿童使用腺苷时不清楚使用剂量,因此采用阶梯式递增剂量策略,从 37.5μg/kg 或 50μg/kg 开始,等量增加。遗憾的是这些加药方法在最近的指南中还在继续使用。尽管很多报道中缺乏较小剂量的疗效观察,50μg/kg 几乎无效,100μg/kg 也有时无效,特别是对婴幼儿。约 1/3 的婴儿和 2/3 的儿童对 150μg/kg 剂量有反应。

给药方法

首次剂量 150μg/kg 三通管静推后快速生理盐水或葡萄糖冲管。注射中应监测心电图,最好用 3 个导联(I 、aVF 和 V$_1$),注射之前之后还要做 12 导联心电图。因为心动过速的终止,即使是暂时的,也会为诊断提供重要的信息,所以简单的只在监视器上观察心电图是不够的。如果首次剂量不足,第二次剂量增加 50μg/kg 或 100μg/kg。

临床效果

腺苷的临床应用主要利用其减慢房室结传导的作用。很多通过房室结折返的室上速是心律失常的主要部分,由于在房室结阻滞时这些心律失常不能持续,所以这部分心律失常依赖腺苷终止。

腺苷对房速的作用较难预测,不能终止房扑,但可通过干扰房室结传导使房扑表现出来,对由于 1:1 或 2:1 传导导致很难诊断的房扑非常有帮助。对其他的房性心律失常疗效不一,房性异位性心动过速通过 2:1 传导可显现,但也可能暂时抑制,使之不容易和窦速相鉴别。腺苷通常能终止少见的折返性心动过速(无休止性交界区反复性心动过速或心房束折返性心动过速)。如果只是暂时有效,需要专业人士进一步评估。腺苷很少终止室速,但注射时仔细分析心电图可发现反向阻滞的产生(见第 6 章)。

副作用

腺苷的副作用,如面红、呼吸困难或胸痛常见,但为轻微一过性,年长儿童用药前需要给予说明。

对哮喘患儿使用腺苷时通常要给予警告或是相对禁忌证,但是没有证据表明腺苷引起哮喘患儿出现临床问题,在成人中也没有充分的证据。

腺苷终止心动过速后常见暂时性心动过缓,但明显的致心律失常少见,特别是儿童。如果给房扑和 2:1 房室阻滞患儿使用腺苷,应警惕可能会使房室结传导加快。腺苷引起的暂时性体循环血管扩张以及中度低血压引起的交感反应偶尔会使房室结传导加速为 1:1 传导,有可能引起血流动力学改变。

在电生理实验室,腺苷也广泛用于心律失常的介入性检查,比如腺苷对房室结的作用可揭示异常传导通路(这些传导通路通常不受腺苷影响)。

胺碘酮

胺碘酮是一种有复杂作用的抗心律失常药,能有效治疗多种类型心动过速,但和其他常用的抗心律失常药相比副作用更明显。所以使用胺碘酮常限于治疗持续性难治性心律失常。

适应证

胺碘酮用于治疗多种心律失常,可有效控制婴幼儿房室折返性心动过速,且副作用较少。胺碘酮也能控制婴幼儿无休止性交界区反复性心动过速、先天性交界区异位性心动过速和其他无休止性心动过速。

除婴幼儿外,胺碘酮主要用于控制难治性房性和室性心动过速,特别是年长儿童,或青壮年先天性心脏病修补术后。

在 ICU,静脉注射胺碘酮用于控制急性无休止性心律失常,可有效控制术后交界区异位性心动过速、房速和少见的室速。

剂量

静脉注射胺碘酮剂量方案不一,可用负荷量 5mg/kg,注射 30 分钟以上;更为常用的是 5mg/kg,1 小时内分 4 次静脉注入。需注意的是,胺碘酮输注速度过慢可引起静脉输液管的塑料物质 DEHP 溶解入液体的毒性(DEHP 可损伤男性患儿生殖系统)。维持用药等分数次,每次间隔数小时,注射时间需 10 分钟以上。

考虑到静脉注射胺碘酮潜在的副作用(见下文),除非需要立即见效或患儿不能口服,可首选口服负荷量。负荷量每天 15mg/kg,对婴幼儿和年少儿童通常有效,10 天后减到维持量,每天 5~10mg/kg。年长儿童和青壮年负荷量可达 200mg,每天 3 次,依据用药效果一周后减量到每天 100~200mg。

临床效果

治疗效果的判断方法依赖于心律失常类型,有些心动过速,如房室折返性心动过速或术后房速,治疗目的是完全抑制心动过速。其他如交界区异位性心动过速,合理的治疗目标是控制心率,治疗效果常由动态心电图确定。

副作用

胺碘酮静脉治疗的急性副作用,包括低血压、呕吐、心动过缓和房室阻滞,大部分是剂量依赖和一过性的。慢性口服的问题包括光敏感(可涂抹防晒霜控制)、皮肤色素异常、角膜微小沉积、肝功检查异常、甲状腺功能亢进或低下,但这些并发症在婴幼儿少见。

胺碘酮和一些其他药物有相互作用,包括华法林、地高辛和氟卡尼,通常需要相应的调整剂量。

β-受体阻滞剂

有几种 β-受体阻滞药物用来治疗儿童心律失常,最常用的是普萘洛尔、阿替洛尔、纳多洛尔、索他洛尔和艾司洛尔。β-受体阻滞剂已是长 QT 综合征和儿茶酚胺敏感性多形性室速的主要治疗药物。β-受体阻滞剂也常用于治疗阵发性室上速,可有效地抑制房室结折返性心动过速。但 β-受体阻滞剂在控制异位性房速和交界区异位性心动过速方面效果不显著。

选择使用哪种 β-受体阻滞剂在一定范围内依赖于个人喜好,因为没有证据证明治疗不同的心律失常作用不同,而且副作用都相同。开始治疗时常见疲倦和无力,但通常不是主要问题。有些患儿有四肢发凉或睡眠紊乱(后者在阿替洛尔和索他洛尔少见)。β-受体阻滞剂的潜在问题是加重和诱发哮喘,使其危险可能被高估。在没有替代药物的情况下(如长 QT 综合征),β-受体阻滞剂在严密临床监护下使用没有太大问题。

普萘洛尔

普萘洛尔是有最好的临床使用经验的 β-受体阻滞剂。主要缺点是半衰期短,必须多次用药。主要为口服给药,剂量约每天 3mg/kg,3 或 4 次口服。片剂有 10mg、40mg 和 80mg 剂型,对幼儿有不同浓度的口服液。通常不需要静脉给药,必要时静脉给药剂量为 25~50µg/kg。

阿替洛尔

阿替洛尔的主要优点是可以每天只用药一次,常用剂量为 1mg/kg。片剂含 25mg、50mg 或 100mg,剂型还有无糖糖浆,剂量为 25mg/5mL。

纳多洛尔

纳多洛尔不常用,但是是长 QT 综合征和儿茶酚胺敏感性多形性室速的选择药物,有很长的半衰期,可每天服药一次,剂量为 1mg/kg,80mg 片剂可分半服用,幼儿有液体剂型。

索他洛尔

与其他 β-受体阻滞剂不同,索他洛尔没有心脏选择性,其具有额外的Ⅲ类(胺碘酮样)抗心律失常药物作用,主要用于治疗相对少见的房性和室性心律失常。剂量通常是每天 2mg/kg,分 2 次服用,有时药量增加到每天 4mg/kg。

艾司洛尔

艾司洛尔只能静脉使用,作用时间很短。用于终止心动过速,有时短时抑制心率。初始剂量给 500µg/kg,给药 1 分钟以上,必要时随后静脉维持给药,每分钟 50µg/kg,剂量可增加到每分钟 200µg/kg。

地高辛

相对来讲,地高辛没有直接的抗心律失常作用,主要通过调节自主神经系统产生作用。地高辛减慢窦性心率、房室结传导和延长房室不应期,缩短心房、心室和旁路不应期。过去,地高辛被广泛应用,现在由于有更安全、有效药物可选,地高辛应用较少了。尽管极少客观证据表明地高辛有抗心律失常作用,但还是将其包括在此。由于儿科的错误处方使地高辛被广泛应用,有时甚至引起严重后果。

适应证

有些医生还用地高辛抑制一些室上速(特别是婴幼儿),主要利用其对房室结传导的抑制作用,控制各种房速时的心室率(β-受体阻滞剂目前可能更有效,但在儿童是少见指征)。

剂量

早产儿洋地黄饱和量是 20µg/kg,足月儿为 30µg/kg,婴儿为 40~50µg/kg,

2 岁以下儿童为 30~40µg/kg。24 小时内分 3 次口服。维持量,早产儿 5µg/kg,
足月儿 8~10µg/kg,婴幼儿 10~12µg/kg,儿童 8~10µg/kg。这些剂量产生的血
浆浓度为 1.1~1.7µg/L。普遍认为控制心律失常可能需要较高血浆水平并且
耐受性较好。

副作用

血浆水平小于 2µg/L 时毒性作用较少,但低钾血症时较常见毒性作用,
包括各种类型心动过缓、房室阻滞、心动过速以及神经和胃肠道症状。地高
辛和其他药物有相互作用,特别是维拉帕米和胺碘酮,剂量需要调整。

氟卡尼

氟卡尼为有效控制各种心律失常的钠通道阻滞剂,和其他儿童中使用的
抗心律失常药物相比,氟卡尼的中毒/治疗剂量比较窄,应该格外注意使用正
确剂量和检测血药浓度。

适应证

氟卡尼主要用于控制房室折返性心动过速以及无休止性心动过速,如无
休止性交界区反复性心动过速。通过减慢心动过速,氟卡尼可增加房室传导,
使心室率阵发性增加,所以最好避免用于房扑和手术后房速。

剂量

婴儿的有效口服剂量一般为 6~8mg/(kg·d),分 3 次口服。儿童剂量为 3~
6mg/(kg·d),每天 2 次常有效,几天后应检查血浆浓度——治疗范围是 250~
750µg/mL。建议治疗从医院开始,因为治疗会导致缓慢增加房室折返,婴幼
儿和儿童房室折返性心动过速出院前应反复记录心电图。其他致心律失常作
用少见。随访心电图可显示 QRS 波轻度增宽,但是如果增宽明显或有 PR 间
期延长,可能是血浆浓度过高的征象。

在严密监测心电图、血压等时,氟卡尼偶尔可静脉使用,如果心室功能没
有严重受损,可用于终止或控制难治性心律失常的心率,几分钟以上缓慢给
药,依据反应,剂量可达 2mg/kg。氟卡尼只能由有经验的医生静脉给药。

普罗帕酮

普罗帕酮和氟卡尼的作用和副作用相似,但有一些 β-受体阻滞剂作用。
在欧洲国家应用更广泛,用药指征与氟卡尼相似。

剂量

口服普罗帕酮对多种心律失常均有抑制作用, 常用剂量为 10~15mg/
(kg·d),每天 2~3 次。普罗帕酮可静脉给药,剂量为 1~2mg/kg,根据反应调
节滴速。

维拉帕米

维拉帕米是一种钙通道阻滞剂，主要的抗心律失常作用是抑制房室结传导，静脉注射能有效终止儿童心动过速。由于可导致心动过缓，或心脏骤停，婴幼儿禁忌。

适应证

维拉帕米大多数用于终止涉及房室结为折返环路部分的无休止性心动过速，主要是房室结折返性或房室折返性心动过速。偶尔用于抑制少见心律失常，比如左后束支心动过速（见第 21 章）或无休止性交界区反复性心动过速（见第 14 章）。

剂量

维拉帕米静脉注射剂量为 100~300μg/kg，几分钟缓慢注射，达到预期效果后停用。口服剂量通常为 40~80mg，每天 3 次。

副作用

心室功能不好或者患儿同时服用 β-受体阻滞剂以及婴幼儿避免使用。

小结

药物治疗仅是婴幼儿或儿童心动过速管理的一部分，重要的是儿科医生和心脏病学家应该熟悉药物剂量、效果和副作用。选择药物之前，考虑以下因素是必要的。

- 药物治疗是最好的选择吗？
- 哪种药物是最好的？
- 静脉或口服治疗哪个好？
- 怎样监测治疗反应？
- 治疗应该持续多长时间？

尽管近年来非药物治疗心动过速不断进展，但药物治疗仍然是很多患儿治疗计划的重要组成部分。近期新的抗心律失常药物似乎不可能有重大发展，所以我们有责任使用这些现在可用的、有效的和安全的抗心律失常药物。

（张艳敏 段江波 译）

主要参考文献

Burri S, Hug MI, Bauersfeld U. Efficacy and safety of intravenous amiodarone for incessant tachycardias in infants. *Eur J Pediatr* 2003;**162**:880–4.

Dixon J, Foster K, Wyllie J, et al. Guidelines and adenosine dosing for supraventricular tachycardia. *Arch Dis Child* 2005;**90**:1190–1.

Etheridge SP, Craig JE, Compton SJ. Amiodarone is safe and highly effective therapy for supraventricular tachycardia in infants. *Am Heart J* 2001;**141**:105–10.

Fenrich AL Jr, Perry JC, Friedman RA. Flecainide and amiodarone: combined therapy for refractory tachyarrhythmias in infancy. *J Am Coll Cardiol* 1995;**25**:1195–8.

Ferguson JD, DiMarco JP. Contemporary management of paroxysmal supraventricular tachycardia. *Circulation* 2003;**107**:1096–9.

Janoušek J, Paul T. Safety of oral propafenone in the treatment of arrhythmias in infants and children (European Retrospective Multicenter Study). *Am J Cardiol* 1998;**81**:1121–4.

Läer S, Elshoff JP, Meibohm B, et al. Development of a safe and effective pediatric dosing regimen for sotalol based on population pharmacokinetics and pharmacodynamics in children with supraventricular tachycardia. *J Am Coll Cardiol* 2005;**46**:1322–30.

O'Sullivan JJ, Gardiner HM, Wren C. Digoxin or flecainide for prophylaxis of supraventricular tachycardia in infants? *J Am Coll Cardiol* 1995;**26**:991–4.

Pfammatter JP, Bauersfeld U. Safety issues in the treatment of paediatric supraventricular tachycardias. *Drug Safety* 1998;**18**:345–56.

Price JF, Kertesz NJ, Snyder CS, et al. Flecainide and sotalol: a new combination therapy for refractory supraventricular tachycardia in children <1 year of age. *J Am Coll Cardiol* 2002;**39**:517–20.

Saul JP, Ross B, Schaffer MS, et al. Pharmacokinetics and pharmacodynamics of sotalol in a pediatric population with supraventricular and ventricular tachyarrhythmia. *Clin Pharmacol Ther* 2001;**69**:145–57.

Saul JP, Scott WA, Brown S, et al. Intravenous amiodarone for incessant tachyarrhythmias in children: a randomized, double-blind, antiarrhythmic drug trial. *Circulation* 2005;**112**:3470–7.

Saul JP, LaPage MJ. Is it time to tell the emperor he has no clothes?: Intravenous amiodarone for supraventricular arrhythmias in children. *Circ Arrhythm Electrophysiol* 2010;**3**:115–17.

Wong KK, Potts JE, Etheridge SP, et al. Medications used to manage supraventricular tachycardia in the infant. A North American Survey. *Pediatr Cardiol* 2006;**27**:199–203.

Wren C. Adenosine in paediatric arrhythmias. *Paediatr Perinat Drug Ther* 2006;**7**:114–17.

第 **38** 章 起搏器和植入式除颤器

对于先天性心脏病患者,起搏治疗相对复杂,本章将做简要介绍。感兴趣的读者可以进一步查阅本章所附的文献或专业论著。

早在 20 世纪 60 年代,起搏器已用于完全性房室阻滞的患儿。随后,起搏器也由体外临时起搏发展为植入体内的永久起搏器。现今应用的起搏器体积小、功能可靠、寿命长,并能预估起搏器使用寿命(图 38.1)。

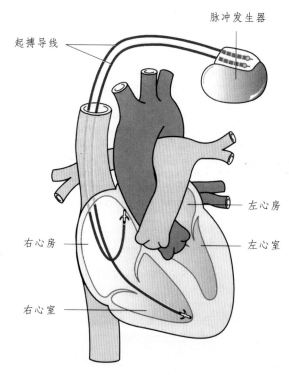

脉冲发生器

起搏导线

左心房

右心房

左心室

右心室

图 38.1 起搏器示意图

起搏相关的基本概念:起搏器的功能包括感知和起搏功能。所谓感知功能,是指起搏器能发现心房或心室的自身电活动,从而触发或抑制起搏器功能;而起搏器功能是指在预定的间期内无自身心房或心室除极时,起搏器将发放起搏脉冲夺获心肌。起搏脉冲强度范围为 1.5~4.5V/0.5~1.0ms,可保证起搏脉冲有效夺获心肌产生除极。绝大多数起搏器为频率适应型起搏器,其随着患者的运动而增加起搏频率。

起搏导线

　　起搏导线可分别放置在心室、心房或两者兼而有之。如果患儿的自身房室传导正常，仅心房起搏就能解决心动过缓的问题。而心室起搏则常用于有房室阻滞的患儿。其包含 VVIR 起搏系统，四个起搏代码的含义:V 心室起搏、V 心室感知、I 感知后抑制和 R 频率适应性起搏。该系统只含一根起搏导线，不能提供房室同步功能。对于成年人和儿童，双腔起搏器更为多用，其能保持房室同步，但需植入两根起搏导线。DDDR 系统为最常用的双控起搏器，其具有频率应答功能并能分别起搏或感知心房与心室，同时可根据感知事件抑制或触发起搏。

　　有两种类型起搏导线，分别放置在心内膜和心外膜。心外膜起搏多用于心脏解剖畸形的患者。其劣势为起搏导线很难放置与固定，且起搏电压较高，从而使电池寿命缩短。图 38.2 为一例婴儿植入心外膜起搏器的 X 线片。

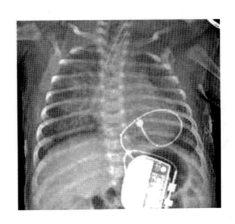

图 38.2 一例婴儿植入心外膜起搏器的胸片

　　心内膜起搏的优势为植入简单、功能稳定、起搏脉冲耗电量小，从而使脉冲发生器寿命延长。其缺点为血管内滞留长的起搏导线，进而容易形成静脉血栓，以婴幼儿患者更甚。虽然心内膜起搏对新生儿可行，但多数医生更倾向于心外膜起搏，因为心外膜起搏更适合身体及体内血管不断生长发育的实际情况，同时减少静脉阻塞的风险。图 38.3 为植入双腔起搏器的患儿，图中可见其右心房和右心室导线以及先前植入的心外膜电极远端。图 38.4 为一例

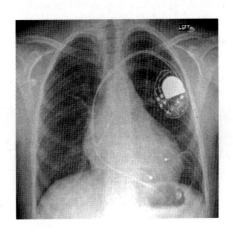

图 38.3 植入双腔起搏器的胸片

14 岁男孩的 X 线片,该患儿做了一系列复杂的大动脉转位矫正手术。除了右心房和右心室的起搏导线外,还有另一根导线通过冠状静脉窦起搏左室,进而改善心室收缩的同步性(红色箭头),其显著改善了心室功能。

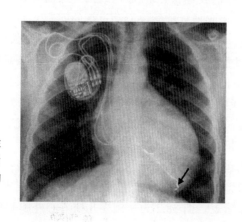

图 38.4 一例复杂性大动脉转位矫正术后植入三腔起搏器的胸片(红色箭头)

起搏导线有单极和双极两种,由于单极起搏导线更易受到肌肉运动的肌电干扰,双极导线更为常用。双极起搏导线相对较粗且在心电图上表现为振幅相对较低的起搏钉样信号。绝大多数起搏导线有激素释放系统,即起搏导线头端内储存的地塞米松可缓慢释放,从而降低起搏阈值较低。

单腔起搏器是最简单的起搏系统,通常用于年龄较小且心功能良好的患儿。双腔起搏系统可同步收缩心房和心室,保持正常房室顺序,具有更好的血流动力学效应,因此双腔起搏器常用于成年人和较大儿童。

起搏脉冲发生器

起搏脉冲发生器主要包括钛合金的机壳和锂碘电池。电池寿命取决于几个因素,包括基础起搏频率、起搏电压、脉宽以及起搏比例。

起搏器植入适应证

对于儿童,主要的起搏适应证是先天或后天的完全性房室阻滞(见第 29章)。植入心脏起搏器的适应证有以下情况:各种程度的房室阻滞(见第 28章)、心动过缓(见第 30 章)或心力衰竭患者的再同步治疗。

图 38.5 为 VVI 起搏心电图。该心室基础起搏频率为 70 次/分,且与心房的窦性 P 波是分离状态。

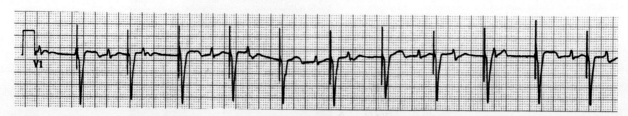

图 38.5 右心室 VVI 起搏心电图

图 38.6 和图 38.7 为 DDD 起搏心电图。每个 P 波均被感知,并在设置的房室间期结束后触发心室起搏,与窦性心律相似。

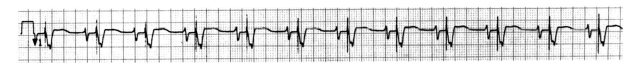

图 38.6 DDD 起搏心电图

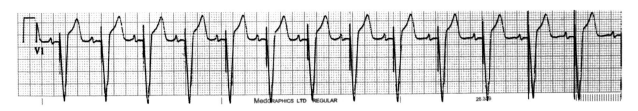

图 38.7 DDD 起搏心电图

如果自身窦律低于预置的起搏频率,起搏器将按照设置的基础起搏间期、房室间期起搏心房或心室,模拟正常生理状态下的窦性心律。如图 38.8 所示:首先起搏心房产生 P 波(黑色箭头),其后起搏心室产生 QRS 波(红色箭头)。

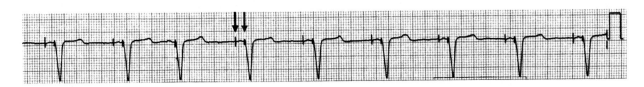

图 38.8 窦性心律低于起搏器基础起搏率的心电图

图 38.9 显示起搏器失夺获的病例。图中心房为窦性 P 波及缓慢的室性逸搏心律。起搏钉样信号出现后未能有效夺获心室(红色箭头),可能是由于因导线移位或阈值升高(夺获阈值高于起搏器输出的电压),该病例后证实为起搏导线移位。

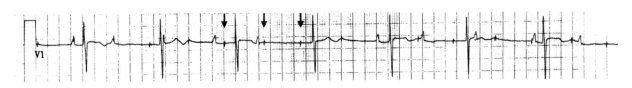

图 38.9 起搏器失夺获(红色箭头)

结果

绝大多数的儿童患者可进行长期可靠的永久性起搏。早期术后出现的合并证包括感染、囊袋破溃和阈值升高。起搏导线的寿命总体较好,而心内膜起搏导线寿命相对更长。安装心脏起搏器的患儿需每 6 个月左右随访一次,测试起搏导线的阈值、感知功能和预估起搏器寿命,还可以调整频率应答功能。

同步化治疗

心脏再同步化治疗(CRT)可成为先天或后天心室不同步患者心力衰竭治疗的一部分。通过起搏双室纠正不同步的心室电与机械活动落后情况(通常为左室)。其通过放置在冠状窦的导线或心外膜导线起搏左室。最好的CRT治疗能使患者心功能基本恢复正常,并推后心脏移植的时间。同步化起搏治疗有时因伴三尖瓣反流而疗效不佳,此时外科治疗可提供较大益处。

ICD

近年来,植入式心律转复除颤器(ICD)已普遍用于成年患者,但儿童患者的使用仍十分有限。主要因为儿童伴有不适于其他治疗而危及生命的心律失常较少见,而且对于ICD植入有明显的技术困难。ICD类似于体积较大的起搏器,适用于有室颤和室速猝死风险的患者植入。ICD能检测这两种心律失常并发放17~40J的直流电电击,从而恢复窦性心律。与起搏器相比,ICD体积较大,导线更长,且更难适应较小或畸形的心脏,因而存在更大的技术挑战。心外膜ICD系统现在很少使用,皮下ICD系统可能在将来提供一些帮助。

ICD治疗的主要适应证为顽固性、致命的心律失常,如先天性长QT综合征、儿茶酚胺敏感性多形性室速和Brugada综合征。ICD也用于先天性心脏疾病的成人和猝死的高危人群。经证实ICD在二级预防,如肥厚型心肌病患者的治疗也是有效的,但在一级预防的作用一直难以确定。

与一般成年人相比,患有先天性心脏病的成人和儿童,ICD植入有较高的并发症,如感染、电极导线脱位、电极绝缘层破坏或断裂。同时存在更困难的参数设定及更高的不恰当电击。

ICD植入会给患者与家庭造成严重的心理负担。不恰当电击将会造成导线故障,尤其会给一级预防植入ICD和从未接受恰当电击治疗的患者带来更大的问题。

ICD电极导线的选择取决于患者的临床情况。使用单线圈除颤导线电击时,从导线线圈到机壳组成除颤回路。双线圈除颤导线电击时有两条除颤路径:一是从右心室远端线圈到近端线圈,二是从右心室远端线圈到ICD机壳。双线圈导线有略低的除颤阈值,但拔除时较为困难。

图38.10显示一例15岁女孩因Brugada综合征植入ICD。其应用一个单线圈除颤导线和埋在胸大肌下的ICD机壳。

图38.11显示一例13岁男孩因严重的心肌病而植入ICD,应用了一根双线圈除颤导线及心房起搏导线。

图38.12显示一例重16kg的男婴因先天性长QT综合征和反复发作性尖端扭转型室速而植入ICD,并口服大剂量的β-受体阻滞剂治疗。在这种患儿中植入ICD存在相当大的技术挑战。其植入的单腔ICD应用一根单线圈右室除颤导线。该导线通过左锁骨下静脉和皮下隧道连接位于腹直肌下囊袋的脉冲发生器。如图38.13记录显示ICD发放的直流电电击能有效终止尖端扭转型室速的发作。该ICD在一次17J电击发放后出现了心动过缓,因此在电击脉冲发放2s后启动了临时心室起搏。

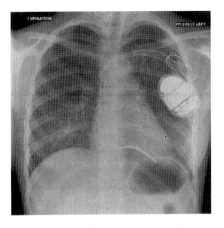

图 38.10　一例植入 ICD 患儿的胸片

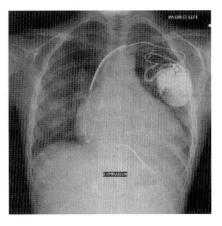

图 38.11　一例植入 ICD 患儿的胸片

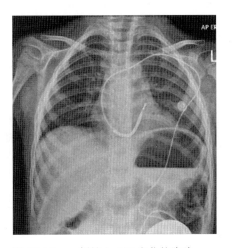

图 38.12　一例植入 ICD 患儿的胸片

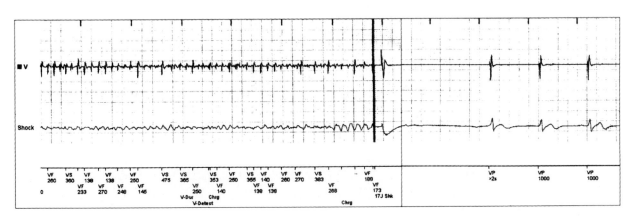

图 38.13　ICD 放电治疗尖端扭转型室速

（胡晓曼　郭继鸿　译）

主要参考文献

Berul CI. Implantable cardioverter defibrillator criteria for primary and secondary prevention of pediatric sudden cardiac death. *Pacing Clin Electrophysiol* 2008;**32**(suppl 2):S67–70.

Berul CI, Van Hare GF, Kertesz NJ, et al. Results of a multicenter retrospective implantable cardioverter–defibrillator registry of pediatric and congenital heart disease patients. *J Am Coll Cardiol* 2008;**51**:1685–91.

Blom NA. Implantable cardioverter–defibrillators in children. *Pacing Clin Electrophysiol* 2008;**31**(suppl 1):S32–4.

Cecchin F, Atallah J, Walsh EP, Triedman JK, Alexander ME, Berul CI. Lead extraction in pediatric and congenital heart disease patients/clinical perspective. *Circ Arrhythm Electrophysiol* 2010;**3**:5437–44.

Epstein AE, DiMarco JP, Ellenbogen KA, et al. ACC/AHA/HRS 2008 Guidelines for device-based therapy of cardiac rhythm abnormalities: a report of the American College of Cardiology/American Heart Association Task Force on Practice Guidelines. *Circulation* 2008;**117**:e350–408.

Janousek J, Gebauer RA, Abdul-Khaliq H, et al. Cardiac resynchronisation therapy in paediatric and congenital heart disease: differential effects in various anatomical and functional substrates. *Heart* 2009;**95**:1165–71.

Janousek J. Cardiac resynchronisation in congenital heart disease. *Heart* 2009;**95**:940–7.

Karpawich PP. Technical aspects of pacing in adult and pediatric congenital heart disease. *Pacing Clin Electrophysiol* 2008;**31**(suppl 1):S28–31.

McLeod KA. Cardiac pacing in infants and children. *Heart* 2010;**96**:1502–8.

Rajappan K. Permanent pacemaker implantation technique: part I. *Heart* 2009;**95**;259–64.

Rajappan K. Permanent pacemaker implantation technique: part II. *Heart* 2009;**95**;334–42.

Roberts PR. Follow up and optimisation of cardiac pacing. *Heart* 2005;**91**:1229–34.

Schwartz PJ, Spazzolini C, Priori SG, et al. Who are the long-QT syndrome patients who receive an implantable cardioverter–defibrillator and what happens to them? *Circulation* 2010;**122**:1272–82.

Vardas PE, Auricchio A, Blanc JJ, et al. Guidelines for cardiac pacing and cardiac resynchronization therapy: the task force for cardiac pacing and cardiac resynchronization therapy of the European Society of Cardiology. *Eur Heart J* 2007;**28**:2256–95.

Villain E. Indications for pacing in patients with congenital heart disease. *Pacing Clin Electrophysiol* 2008;**31**(suppl 1):S17–20.

Walsh EP. Practical aspects of implantable defibrillator therapy in patients with congenital heart disease. *Pacing Clin Electrophysiol* 2008;**31**(suppl 1):S38–40.

Wilkoff BL, Love CJ, Byrd CL, et al. Transvenous lead extraction: Heart Rhythm Society expert consensus on facilities, training, indications, and patient management. *Heart Rhythm* 2009;**6**:1085–104.

第 **39** 章　**导管消融**

　　大约 20 年前,导管消融技术的临床应用,使人们对心动过速的认识与处理发生了巨大变化。在此之前,难治性心律失常的治疗多以抗心律失常药物为主,外科手术治疗常作为备用方法。目前,临床已普遍应用射频消融术治疗心动过速,使许多心律失常患儿从这一治疗中获益。对于有经验的心脏电生理医生来说,消融术治疗心律失常有很高的成功率和较低的并发症。与长期应用抗心律失常药物治疗或根本不治疗而使伴症状的加重相比,消融术是快速性心律失常优先选择的治疗手段。由于婴幼儿及儿童的心律失常有较高的自愈率,并且儿童消融术存在技术上更大的困难以及在体积很小的患儿心脏上进行消融可能带来的系列问题,因此心律失常儿童患者较少采用射频消融术治疗。

　　导管射频消融术是应用约 500kHZ 的电能向局部心肌发放电流,其产生的局部组织温度可升至 60℃,放电时的电能量可达 50~100W。最终消融能产生几毫米宽和深的心肌组织坏死与损伤灶。当定位准确时,消融术仅破坏心律失常发生的基质(图 39.1)。如果消融部位为少见位置,如冠状窦或其分支内,应用传统的温控消融导管能够传递的能量较少,无法达到有效消融的目的,这时换用允许传递更多能量的冷水灌注消融导管则能克服上述问题。消融灶大小取决于导管传递的能量（使导管头端紧邻心肌组织的温度快速上升）,而不取决于导管头端的温度。

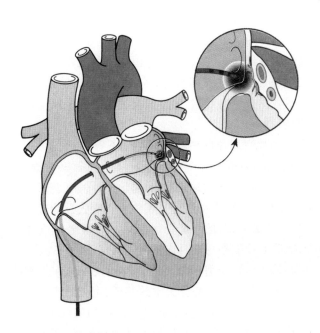

图 39.1　导管射频消融术示意图

成功率与并发症

对左侧旁道介导的心动过速行射频消融术时,其即时成功率超过95%,术后的复发率低于5%,而术后晚期的复发十分少见。如果患者无开放的卵圆孔,多数术者更偏爱用穿刺房间隔的术式消融左侧旁道,而经逆行跨主动脉瓣的左侧旁路消融术不常用。右侧旁路的消融成功率较低,主要原因是某些右侧旁路更加靠近希氏束或房室结,此外还与消融导管贴靠右侧旁路困难有关。预激旁路消融的主要危险是引发房室阻滞,但风险较低。对邻近正常传导系统的旁路而言,冷冻消融术相对安全,但复发率较高,其他并发症并不多见。次要并发症包括血管损伤、局部血肿与出血。主要并发症包括心脏穿孔、瓣膜损伤、冠状动脉受损与体循环栓塞等,发生率很低。

图39.2为一例5岁预激综合征患儿的心电图,右侧旁路消融成功。在窦性心律下消融,消融优势是δ波一旦消失易被发现。在图39.2中,前6个心搏中均有明显的δ波,随后4次心搏中δ波消失。

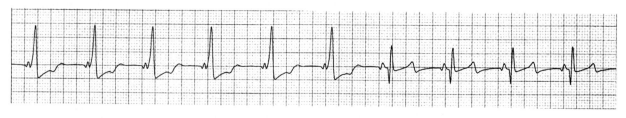

图39.2 右侧旁路消融术中的心电图,可见心室预激图形消失

隐匿性旁路更为常见,其消融术治疗时常在右室起搏下进行,这有利于消融引起室房逆传的消失能被及时发现。

房室结折返性心动过速患儿行消融治疗时,消融靶点多位于三尖瓣环后间隔内的慢径路。基本电生理检查后,在窦性心律下行消融术,经反复电生理检测以判断治疗是否有效。切记消融目的在于改良房室结功能,而不能引起房室阻滞。以往经验表明,达到这一治疗目的成功率高于90%。主要并发症为引起完全性房室阻滞并需植入起搏器治疗(文献报道风险可达1%)。复发率取决于术者的技术与经验,通常复发率为5%~10%。冷冻消融术相对安全,但复发率较高。

文献报道,局灶性房速的消融术成功率不等,这与房速的起源部位有关,通常成功率达80%~90%,术后急性复发率低。图39.3显示一例10岁心功能严重受损的患儿行左房房速消融时的心电图。由于该患儿心律失常呈无休止性,使消融术只能在心动过速下实施。P波从心动过速(黑色箭头)恢复到窦性心律(红色箭头)时的形态变化在aVF导联比V_1导联更明显。该患儿房速有效消融后心功能在3个月内恢复正常。

其他房性心律失常的导管消融,例如房扑,大部分在心脏手术后的晚期发生。手术成功率主要取决于心律失常的基质,也依赖手术医生的经验与耐心。据报道,法洛四联症外科修复术后发生房扑的射频消融治疗效果较好。对射频消融的专家来说,这几乎与治疗大动脉转位的Senning或Mustard修

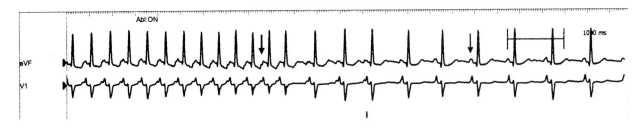

图 39.3　一例行左房房速消融时的心电图,可见房速终止,窦律恢复

复手术效果相当。先天性心脏病 Fontan 术后伴单心室患者的房性心律失常的消融术效果不佳且常令人失望,主要是因心律失常的基质:右心房极度扩张、心房壁增生、形成瘢痕等并伴附壁血栓等原因有关。这种心动过速的消融常不能经一到两个消融点的放电治疗就能成功,多数需要打成较长的消融线后才能有效破坏心动过速的折返环而达到治愈。

对于其他心律失常,导管消融也是可行的,但报道的成功病例数量很少,很难获得真实的成功率。但消融术常获得成功,并且很少发生严重并发症。这些心律失常包括房束折返 (在三尖瓣侧壁有不常见的 Mahaim 旁路连接,见第 15 章)、无休止性交界区折返性心动过速(冠状窦口部附近有传导缓慢的旁路,见第 14 章)、左后分支室速(见第 21 章)、右室流出道室速(见第 22 章)等。图 39.4 为一例 4 岁女孩行无休止性交界区折返性心动过速消融术的心电图。在射频消融开始发放电能 3s 内心动过速被迅速终止,随后继续消融放电 60s,以确保获得根治性治疗。由于心动过速放电后很快就被终止,且心动过速时的 P 波形态也明显与窦律 P 波形态不同,因此消融的有效性容易判定。

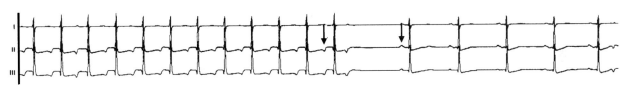

图 39.4　一例行 PJPR 消融术的心电图,图中可见心动过速终止,窦律恢复

(郭继鸿 译)

主要参考文献

Aliot EM, Stevenson WG, Almendral-Garrote JM, et al. EHRA/HRS expert consensus on catheter ablation of ventricular arrhythmias. *Europace* 2009;**11**:771–817.

LaPage MJ, Saul JP, Reed JH. Long-term outcomes for cryoablation of pediatric patients with atrioventricular nodal reentrant tachycardia. *Am J Cardiol* 2010;**105**:1118–21.

Triedman J, Perry J, Van Hare G. Risk stratification for prophylactic ablation in asymptomatic Wolff–Parkinson–White syndrome. *N Engl J Med* 2005;**352**:92–3.

Van Hare GF, Colan SD, Javitz H, et al. Prospective assessment after pediatric cardiac ablation: fate of intracardiac structure and function, as assessed by serial echocardiography. *Am Heart J* 2007;**153**:815–20.

Van Hare GF. Pediatric electrophysiology series – catheter ablation in children. *Heart Rhythm* 2009;**6**:423–5.

Walsh EP. Interventional electrophysiology in patients with congenital heart disease. *Circulation* 2007;**115**:3224–34.

第 **40** 章　心电图伪差现象

　　人工心电图可以模拟各种类型的心律失常，常见类型为房性或室性心动过速。人为因素造成的心律失常可见于 12 导联或自动心电图，主要由皮肤与电极接触不良或运动或震动干扰造成。图 40.1 是一例 13 岁女孩的心电图，婴儿期曾进行法洛四联症修补术，心电图在多数导联中出现节律不规整的 QRS 波，看起来像房颤。然而，在Ⅱ导联和胸导中，可见明确的 P 波，证实为呼吸性窦性心律不齐。

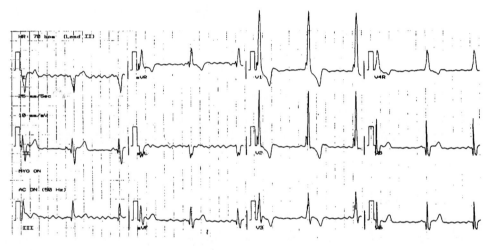

图 40.1　一例法洛四联症术后患儿心电图，伪似房颤的呼吸性窦性心律不齐

　　图 40.2 是一例婴儿运动干扰的心电图，在心电图记录过程中，其母亲轻轻拍打使他安静。在一些导联中看起来像多形性室速。注意：Ⅲ导联和多数胸导未受影响。这意味着机械刺激多数会影响右侧上肢导联。

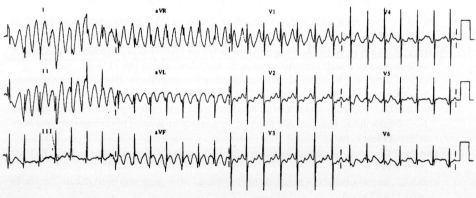

图 40.2　一例婴儿的心电图，运动干扰导致假性多形性室速

图 40.3 为一例患完全性房室传导阻滞婴儿的 Holter 心电图。其宽大 QRS 波的心动过速也是人为造成的,在心电图记录过程中,其母亲轻轻拍打了此婴儿。

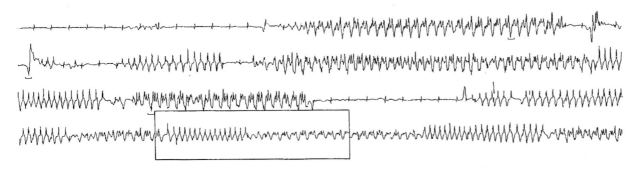

图 40.3　一例完全性房室阻滞婴儿的动态心电图,母亲拍打导致类似宽 QRS 波心动过速

图 40.4 为一例打嗝患者的心电图。第一眼看上去,其节律从 V_1 导联被打乱,且显示心室提前激动。然而,进一步检查发现这些心电图波形都具有一种奇怪的形态,其并未打乱窦性心律,而是在其上附加了复杂的 QRS 波(红色箭头),且最重要的是只有在 V_1 导联中可以看见。这可能是由于运动造成 V_1 导联电极,或电极与皮肤连接不紧密而影响其形态。

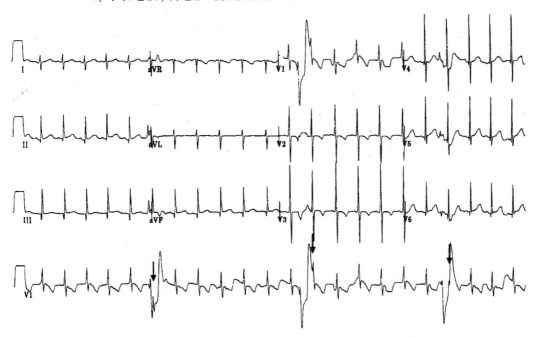

图 40.4　一例打嗝导致假性室早的心电图(红色箭头)

图 40.5 显示另外一例法洛四联症婴儿受运动干扰的心电图。类似于室速的心电图表现是由于被其母亲轻拍所致。注意,正常 QRS 波"贯穿于"假性室速中(箭头)。

图 40.6 中出现的图形不是由人为造成的,但是可以在原位心脏移植后出现。图形中有两种 P 波,一些与 QRS 波相关的 P 波是明显的窦性心律,且来源于供体的心房。其他 P 波形态不同且与窦性心律分离——来源于受体

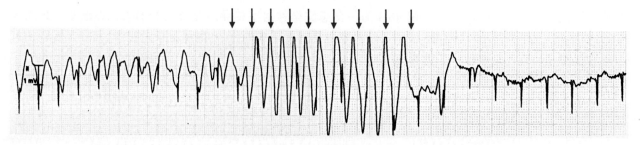

图 40.5　一例法洛四联症患儿的心电图,运动导致假性室速,正常 QRS 波"贯穿于"假性室速中(箭头)

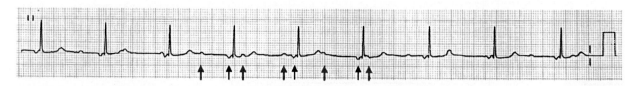

图 40.6　心脏移植术后患儿的心电图,P 波分别来自供体(黑色箭头)和受体(红色箭头)

的心房。

图 40.7 为一例接受异位(背驮式)心脏移植男孩的心电图。在其心电图中,有两种类型的 QRS 波叠加。较小的 QRS 波来源于受体心脏,较大的 QRS 波来源于供体心脏。

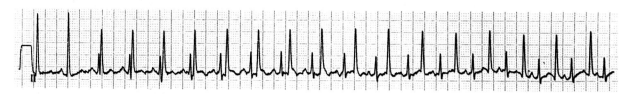

图 40.7　异位心脏移植术后的心电图,低幅的 QRS 波来源于受体,高幅的 QRS 波来源于供体

(陈丽　韩玲　译)

主要参考文献

Brouillette RT, Thach BT, Abu-Osba YK, et al. Hiccups in infants: characteristics and effects on ventilation. *J Pediatr* 1980;**96**:219–25.

Knight BP, Pelosi F, Michaud GF, et al. Clinical consequences of electrocardiographic artifact mimicking ventricular tachycardia. *N Engl J Med* 1999;**341**:1270–4.

Srikureja W, Darbar D, Reeder GS. Tremor-induced artifact mimicking ventricular tachycardia. *Circulation* 2000;**102**:1337–8.

Tarkin JM, Hadjiloizou N, Kaddoura S, et al. Variable presentation of ventricular tachycardia-like electrocardiographic artifacts. *J Electrocardiol* 2010;**43**:691–3.

附录一 诊断思路图解

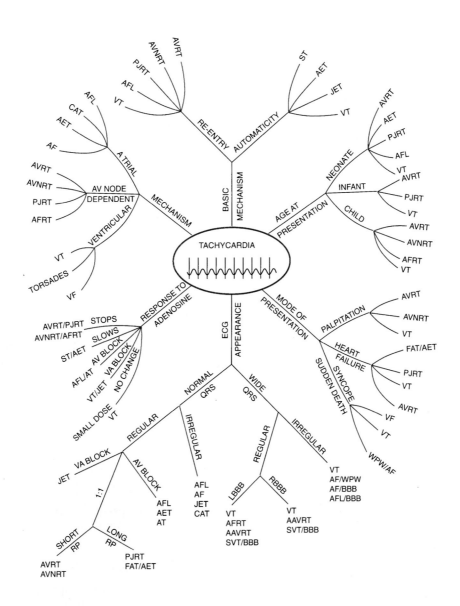

注：中文图示见 P188，P189.

附录一　诊断思路图解

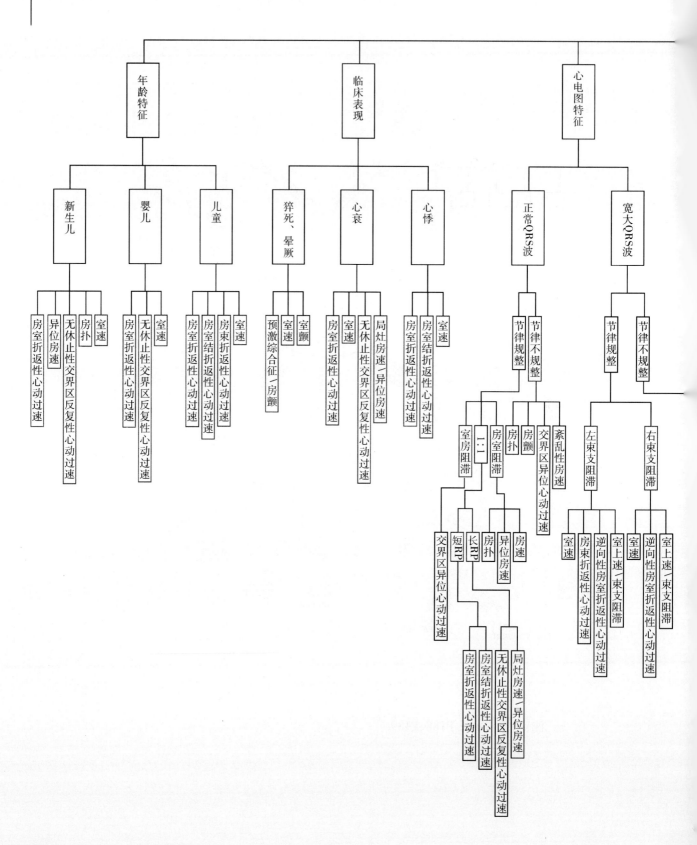

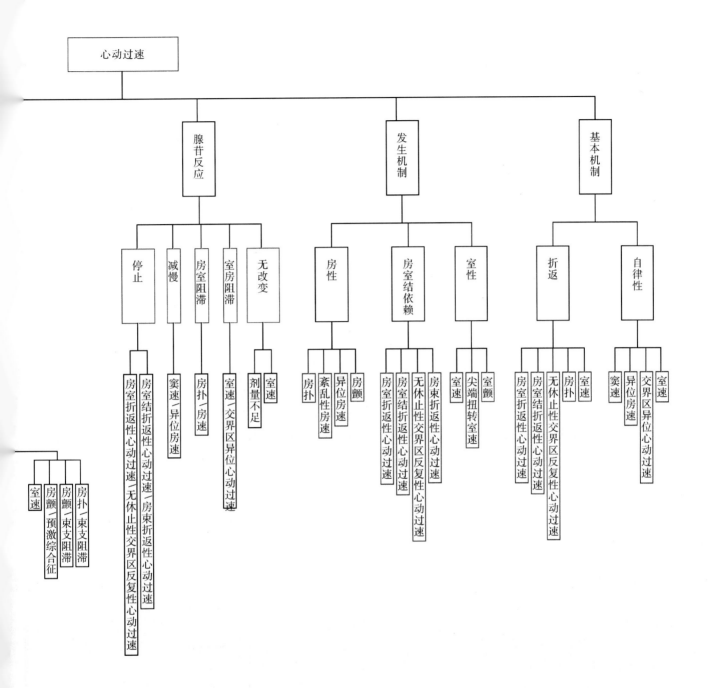

附录二 专业名词及常用词组(英汉对照)

accessory pathways 旁路

acquired long QT syndrome 获得性长 QT 综合征

adenosine 腺苷

ajmaline 阿义马林

ambulatory ECG recording 动态心电图记录

ambulatory monitoring, variations in rhythm 动态监测, 心律变化

amiodarone 胺碘酮

anterior axillary line 腋前线

antiarrhythmic drugs 抗心律失常药物

antidromicatrioventricular re-entry tachycardia 逆向型房室折返性心动过速

antihistamines 抗组胺药物

arrhythmogenic right ventricularcardiomyopathy 致心律失常性右室心肌病

artifacts 人工的

Ashman phenomenon 阿什曼现象

atenolol 阿替洛尔

atrial ectopic tachycardia 异位房速

atrial fibrillation 房颤

atrial flutter 房扑

atrial isomerism 心房异构

atrial muscle 心房肌

atrial premature beats 房性早搏

atrial septal defect 房间隔缺损

atrial tachycardia 房速

atriofascicular re-entry tachycardia 房束折返性心动过速

atrioventricular block 房室阻滞

atrioventricular conduction 房室传导

atrioventricular nodal re-entry tachycardia 房室结折返性心动过速

atrioventricular node 房室结

atrioventricular re entry tachycardia 房室折返性心动过速

automatic tachycardia 自律性心动过速

beta-blockers β-受体阻滞剂

bipolar limb leads 双极肢体导联

bradycardia 心动过缓

bradycardia-tachycardia syndrome 慢快综合征

Brugada syndrome Brugada 综合征

bundle branches 束支

cardiac myocyte 心肌细胞

cardiac resynchronization therapy 心脏再同步治疗

cardiomyopathies 心肌病

carotid massage 颈动脉窦按压

catecholaminergic polymorphic ventricular tachycardia 儿茶酚胺敏感性多形性室速

catheter ablation 导管消融

channelopathy 离子通道病

chaotic atrial tachycardia 紊乱性房速

complete atrioventricular block 完全性房室阻滞

congenital heart defects 先天性心脏病

crista terminalis 界嵴

cryoablation 冷冻消融

DDDR pacing system DDDR 起搏系统

Delta wave δ波

diagnostic techniques 诊断技术

digoxin 地高辛

dilated cardiomyopathy 扩张型心肌病

dual chamber pacing 双腔起搏

Ebstein's anomaly Ebstein 畸形

Ebstein's anomaly of the tricuspid valve 三尖瓣 Ebstein 畸形

ectopic tachycardia 异位心动过速

electrocardiogram (ECG) 心电图

electrophysiology study 电生理检查

endocardial pacing 心内膜起搏

epicardial pacing 心外膜起搏

epilepsy 癫痫

esmolol 艾司洛尔

event recorders 事件记录仪

exercise electrocardiogram 运动心电图

first-degree atrioventricular block Ⅰ度房室阻滞

flecainide 氟卡尼

focal atrial tachycardia 局灶性房速

heart electrical anatomy of 心脏电解剖

heart rate 心律

His bundle 希氏束

His-Purkinje system 希浦系统

Holter monitoring Holter 监测

hyperkalemia 高钾血症

hypertrophic cardiomyopathy 肥厚型心肌病

hypokalemia 低钾血症

hypoxemia 低氧血症

idiopathic left ventricular tachycardia 特发性左室室速

idiopathic right ventricular tachycardia 特发性右室室速

implantable cardioverter defibrillator(ICD) 植入式心脏复律除颤器

implanted loop recorder 植入式循环记录仪

incessant idiopathic infant tachycardia 婴儿特发性无休止性心动过速

incessant tachycardia 无休止性心动过速

incisional atrial tachycardia 切口相关房速

invasive electrophysiology study 有创电生理检查

irregular tachycardia 节律不规整性心动过速

Jervell Lange-Nielsen syndrome JLN 综合征

junctional ectopic tachycardia 交界区异位性心动过速

Kent bundle 肯特束

left bundle branch block 左束支阻滞

left bundle branch block morphology 左束支阻滞形态

left posterior fascicular tachycardia 左后分支心动过速

limb leads 肢体导联

long QT syndrome (LQTS) 长 QT 综合征

loop recorder 循环记录仪

magnesium sulfate 硫酸镁

Mahaim tachycardia Mahaim 心动过速

mid axillary line 腋中线

mid clavicular line 锁骨中线

Mobitz Ⅰ block 莫氏Ⅰ型阻滞

Mobitz Ⅱ block 莫氏Ⅱ型阻滞

multifocal atrial tachycardia 多源房速

myocarditis 心肌炎

myotonic dystrophy 强直性肌营养不良

nadolol 纳多洛尔

neonatal tachycardia 新生儿心动过速

neonatal ventricular tachycardia 新生儿室速

non-conducted atrial bigeminy 房早二联律未下传

orthodromic atrioventricular re-entry tachycardia 顺向型房室折返性心动过速

orthostatic hypotension 直立性低血压

permanent junctional reciprocating tachycardia 无休止性交界区反复性心动过速

propafenone 普罗帕酮

propranolol 普萘洛尔

right bundle branch block morphology 右束支阻滞形态

sinoatrial disease 窦房疾病

sinus bradycardia 窦性心动过缓

sinus node dysfunction 窦房结功能不良

sinus tachycardia 窦性心动过速

sotalol 索他洛尔

supraventricular tachycardia 室上速

tilt test 直立倾斜试验

transesophageal electrophysiology study 经食道电生理检查

transposition of great arteries 大动脉转位

typical/counterclockwise 典型/逆钟向

ventricular fibrillation 室颤

ventricular premature beats 室性早搏

ventricular tachycardia 室速

verapamil 维拉帕米

Wolff-Parkinson-White syndrome 预激综合征

（段江波 译）

索 引